DK 612.014.45:612.858.76.012.4:612.821.7

FORSCHUNGSBERICHTE
DES WIRTSCHAFTS- UND VERKEHRSMINISTERIUMS
NORDRHEIN-WESTFALEN

Herausgegeben von Staatssekretär Prof. Dr. h. c. Leo Brandt

Nr. 416

Oberregierungsgewerberat Dipl.-Ing. Gerd Steinicke

Die Wirkungen von Lärm auf den Schlaf des Menschen

Als Manuskript gedruckt

WESTDEUTSCHER VERLAG / KÖLN UND OPLADEN

1957

ISBN 978-3-663-03493-3 ISBN 978-3-663-04682-0 (eBook)
DOI 10.1007/978-3-663-04682-0

Gliederung

I. Einführung

Das zwanzigste Jahrhundert setzte bisher die Menschheit nicht nur einer beträchtlichen Steigerung der Lärmeinwirkungen aus, es entfesselte gleichzeitig in den technisierten Ländern der Welt umfangreiche Untersuchungen über Art und Charakter dieser Lärmeinwirkungen auf die Gesundheit des Menschen. Wenn die Fachwelt auch über Natur und Ausmaß solcher gesundheitlichen Störungen noch keine restlos befriedigenden und eindeutigen Aussagen machen kann, so ist sie doch der Ansicht, daß eine Schädigung des Menschen eintreten kann (1).

Wie eine EMNID-Umfrage (2), die sich an einen repräsentativen Querschnitt der Bevölkerung des Bundesgebietes richtete, ermittelt hat, fühlen sich 41 % der Bevölkerung durch Lärm gestört, wobei der Anteil der Frauen zu einem geringen Teil überwiegt. Die Umfrage ergab ferner eine Zunahme der Geräuschempfindlichkeit mit der Größe der Wohnorte. Das Ergebnis einer solchen Umfrage eines Meinungsforschungsinstitutes, das lediglich die repräsentativ-statistische Erfassung von subjektiven Empfindungen einzelner liefert, kann natürlich nur als Anregung für wissenschaftliche Untersuchungen bezüglich der Lärmeinwirkungen auf den Menschen wertvoll sein, keiwegs selbst aber als gültige Aussage betrachtet werden. In Untersuchungen von STEINICKE (3), welche die Ermittlung von Grenzwerten der Lautstärke, die bei Dauerlärmeinwirkungen tagsüber nicht überschritten werden sollten, zum Gegenstand hatten, war versucht worden, durch Schaffung gleicher Versuchsbedingungen den subjektiven Aussagen der Vpn. bereits einen relativ objektiven Maßstab anzulegen. Das Ergebnis dieser Untersuchungen ließ damals vermuten, daß der Grenzwert der Lautstärke für Lärmeinwirkungen während der Nacht etwa 35 phon betrüge. Inzwischen ist ein grösserer Personenkreis während des Schlafes Lärmeinwirkungen bis zum Aufwachen ausgesetzt worden. Diese Aufweckversuche sind nunmehr zu einem gewissen Abschluß gekommen. Die Arbeit wurde 1955 abgeschlossen. Ihre Ergebnisse und Folgerungen sollen im Folgenden mitgeteilt werden.

II. Allgemeine Grundlagen der Weckversuche

Das menschliche Leben spielt sich ab in einem Wechsel zwischen Wachen und Schlafen; es unterliegt dem physiologisch fundamentalen Gesetz von

Rhytmus in der Aktivität der Organe; die Phase der Erholung löst die Phase der Verausgabung ab. Alle Körperzellen, insbesondere aber die empfindlichen Nervenzellen, benötigen dringend Ruhe- und Erholungspausen. Überhaupt muß das vegetative Nervensystem, das im Wachzustand sozusagen dauernd "unter Spannung" steht, immer wieder für längere Zeit weitgehend "abgeschaltet" werden. So sieht MÜLLER (4) das Wesen des Schlafes darin, daß "die Potentialdifferenzen, die zwischen den Organzellen und den Säften bestehen und die sich im Lauf des Tages durch Ionenwanderung entladen haben, durch Rückwanderung der Ionen wieder hergestellt werden und damit den Körper für den kommenden Tag wieder spannkräftig" machen.

Der Schlaf als die große Ruhepause im menschlichen Leben bewirkt als solcher nun eine Reihe von Umstellungen im menschlichen Organismus. Physisch hängen sie vor allem mit der verminderten Erregbarkeit des Atemzentrums im Schlaf (5) zusammen. Deutlich herrscht während der Periode des Schlafes, der Zeit des Ersatzes und des Aufbaues im Körper, der Vagus vor; er verlangsamt die Herztätigkeit, regt dagegen die Verdauung an. Diese physische Umstellung kann man mit Hilfe des Elektroencephalographen sichtbar machen: sobald ein Mensch in Schlaf fällt, ändern sich die Kurvenbilder, mit denen der Apparat die elektrischen Hirnströme registriert, in charakteristischer Weise.

Aber auch auf die Psyche hat der Schlaf einen entscheidenen Einfluß. Er "ist ein Zustand von erheblich eingeschränktem Bewußtsein, wobei das Seelische aber keineswegs aufhört zu existieren und zu wirken. Das Bewußtsein hat sich bloß davon zurückgezogen und ist durch Gegenstandslosigkeit zur relativen Unbewußtheit geworden" (6). Dieses unbewußte seelische Leben im Schlaf äußert sich vor allem im Traum, der als solcher an den Schlafzustand gebunden ist. "Das heißt, daß erst dieser die spezifischen Voraussetzungen für das Zustandekommen von Träumen gewährleistet" (7). Ähnlich also, wie im rein körperlichen Bereich während des Schlafes der Vagus die Tätigkeit des Sympathikus ablöst, wechselt im Seelischen die Vorherrschaft des Bewußtseins mit der des Unterbewußtseins. Der Wille mit seinen Funktionen ist während des Schlafes ausgelöscht.

Daß nun aber während der Phase der Erholung Bewußtsein und Körper "schlafen gegangen sind", bedeutet jedoch nicht, daß wir gegenüber Einflüssen von außen völlig unabhängig sind. Der Schlaf isoliert uns nicht. Die Sinneswahrnehmungen sind zwar gegenüber dem wachen Zustand reduziert, aber nicht gänzlich ausgeschaltet. Sie sind natürlicherweise - da wir mit geschlossenen Augen schlafen - großenteils akustischer Natur. Viele Physiologen nehmen deshalb an, daß es in keinem Augenblick eine Unterbrechung zwischen dem Ohr und dem Gehirn gibt. Es soll sich aber eine Geräuscheinwirkung von außen keineswegs in einer einfachen Übertragung von der Außenseite auf das Gehirn erschöpfen, sich also nicht allein auf eine Sinneswahrnehmung beschränken, sondern sie offenbart sich auch durch eine intensivere Tätigkeit des sympathischen Systems, und damit einer vermehrten Adrenalinausschüttung (8). Es kommt zu erhöhter Atem- und Herztätigkeit.

Auch das unbewußte seelische Leben im Schlaf, manifestiert im Traum, unterliegt Einflüssen von außen. Wenn auch die Verarbeitung von Sinneseinflüssen auf ein geringes Maß reduziert ist, so scheinen dennoch gerade sie als Katalysatoren zu wirken und einen Teil der Traumquellen darzustellen. Bekannt ist die Tatsache, daß Träume oft durch ein Geräusch ausgelöst werden, das dann vom Schlafenden in für ihn charakteristischer Weise verarbeitet wird. LEONHARD (9) nimmt an, daß die motorische Sphäre tiefer schlafe als die sensorisch kognitive. Sowohl Perceptions- wie Apperceptionsvorgänge laufen also während des Schlafes weiter.

Nun unterliegt auch die Phase der Erholung , die Zeit des Schlafes, noch einem besonderen Rhythmus. Der Schlaf selbst ist sich nicht in jedem Zeitpunkt gleich. In der Regel kurz nach dem Einschlafen und kurz vor dem Aufwachen fallen wir in einen leichten oder Dämmerschlaf, während dem die Umwelt noch in höherem Maße auf uns einwirkt, da die charakteristische Umstellung im Körper erst vorbereitet wird, die dann im darauffolgenden Tiefschlaf zur Wirkung kommt, in dem Sinneseindrücke auf ein Minimum beschränkt sind. Nicht bei allen Menschen gleich ist die Dauer und die Aufeinanderfolge dieser verschiedenen Schlafphasen. Vielmehr hat KRAEPELIN (10) zwei große Gruppen gefunden, deren Schlafrhythmen eine verschiedene Kurve aufweisen. Er unterscheidet Frühschläfer, die nach kurzem Dämmerschlaf schnell in Tiefschlaf übergehen, daher am Morgen leicht zu wecken sind und frisch ausgeschlafen aufstehen, von den Spätschläfern, die nach relativ langem Dämmerschlaf erst gegen Morgen in Tiefschlaf verfallen, daher schwer zu wecken sind und erst gegen Mittag richtig munter werden.

Geräuscheinflüsse von außen üben erklärlicherweise auf die verschiedenen Phasen des Schlafes auch unterschiedliche Wirkungen aus, die HESS mit dem

Elektroencephalographen beobachtet hat (11). Sehen wir zuerst vom Aufweckeffekt ab, so ist doch festzustellen, daß laute Geräusche auch schon den Tiefschlaf stören und ihn in einen Dämmerschlaf verwandeln [1)], somit die Qualität der Nachtruhe beeinträchtigen. Dies ist bereits als eine objektive Form der Störung des Schlafes durch Lärm zu bezeichnen. Diese Störung ist maximal dann, wenn durch Geräuscheinfluß ein Übergang vom schlafenden Zustand in den wachenden stattfindet, wenn der Mensch durch Lärm geweckt wird; durch einen künstlichen Vorgang ist damit der natürliche Lebensrhythmus des Menschen willkürlich durchbrechen und eine in höchstem Maße lebenswichtige Aufgabe des Organismus in Frage gestellt worden.

Sowohl die Veränderung des Schlafes wie erst recht natürlich das Aufwachen durch Geräusche sind objektiv als Störungen des Schlafes zu bezeichnen, und zwar im wissenschaftlichen Sinne auch deshalb, weil diese Vorgänge der bewußten subjektiven Wertung der Vpn. entzogen sind. Denn Wille und Urteilsfähigkeit sind während des Schlafes ausgeschaltet. Hierin liegt die grundsätzliche Bedeutung von Aufweckversuchen, die sich ja mit dem Einfluß von Lärm relativ großer Lautstärke beschäftigen. Ist es nämlich vom wissenschaftlichen Standpunkt aus noch wenigstens zweifelhaft, ob subjektive Lästigkeitsempfindungen die geistigen und seelischen Tätigkeiten des Menschen hemmend beeinflussen - weil der Mensch zum Selbstschutz grosse Energiemengen frei machen kann -, so kann doch aber folgendes klar und eindeutig festgestellt werden: Lärm beeinträchtigt unmittelbar die Qualität des Schlafes oder macht ihn sogar teilweise illusorisch. Schlaf ist aber ein wichtiges Erfordernis im menschlichen Dasein. Störungen des Schlafes sind daher immer auch direkte und unmittelbare Schädigungen der menschlichen Gesundheit. Störungen des Schlafes bis zum völligen Schlafentzug werden heute allgemein als gesundheitsschädigend anerkannt. "Unzureichender Schlaf ..... führt nicht allein zu einer Beeinträchtigung des Wohlbefindens, sondern auch zur Herabsetzung der allgemeinen Widerstandsfähigkeit, wodurch häufig eine erhöhte Anfälligkeit gegenüber Krankheiten entsteht. Hierbei ist nicht nur die jeweilige Schlafdauer, sondern auch die Schlaftiefe (auch während des Schlafes werden Geräusche wahrge-

---

1. Wie HESS mitteilt, nimmt bei Lärmstörungen, die noch nicht zum Aufwekken führen, das EEG die Form des leichten Schlafes an

nommen) und die Zahl der schlafgestörten Nächte von Bedeutung" [2] (12). Da eine derartige Beeinträchtigung, der Natur des Schlafes gemäss, hauptsächlich auf akustischem Wege erfolgt, sind Lärmeinflüsse während der Nachtruhe auf ein Minimum zu beschränken.

Für die Bekämpfung solcher nächtlichen Störungen durch Lärm in der Praxis ergeben sich eine Reihe von Fragen, welche die spezifische Bedeutung von Weckversuchen offenlegen. Auf sie wird noch eingegangen. Das Hauptproblem ist natürlich die Frage: Von welcher Lautstärke ab wirken Geräusche schlafstörend und sind deshalb zu unterbinden? Eine Untersuchung darüber, von welcher Lautstärke ab bereits eine Änderung der Schlaftiefe eintritt, ist in der Praxis schwer durchzuführen. Als Ersatz und naheliegendstes Ziel bietet sich aber verhältnismäßig leicht die Möglichkeit, Versuche mit dem Ziel durchzuführen, die Lautstärke, bei welcher ein Großteil der Menschen aus dem Schlaf gerissen werden, festzustellen. Es sei aber noch einmal unterstrichen und den folgenden Ausführungen vorangestellt, daß der Aufweckeffekt bereits das Maximum der Schlafstörung darstellt. Daran sind alle Ergebnisse in ihrer Bedeutung für die menschliche Gesundheit zu prüfen.

III. Die Ermittlung von Grenzwerten für die Lautstärken nächtlicher Geräusche

Darstellung der Versuche

Die Weckversuche wurden an einem Kreis von 350 Personen vorgenommen, dessen Zusammensetzung gemäß den statistischen Bedingungen der reinen Zufallsauswahl (13) gewährleistet war. Bei der Zählung ergab sich, daß 164 männliche und 186 weibliche Personen getestet wurden und, wie aus Tabelle 1 (s. S. 10) ersichtlich, alle Altersgruppen vertreten waren.

Die Weckversuche wurden bei den Versuchspersonen in der Weise einzeln durchgeführt, daß jeweils im Schlafzimmer der Vpn. die Lärmquellen aufgestellt wurden. Als Lärmquellen wurden Magnetophonbandgeräte der Firmen

---

2. v. Tischendorf :"Lärm schädigt die Gesundheit", Med. Inf. I. 1954. Wenn er auch der Ansicht ist, daß erst Schlafmangel über eine längere Zeit zu einer Schädigung führt, so mag dies richtig sein, aber für die Praxis der Lärmbekämpfung ist es unerheblich

Tabelle 1

Die Altersverteilung der Vpn.

bis	20 Jahre	39 Personen
20	- 29 Jahre	58 Personen
30	- 39 Jahre	72 Personen
40	- 49 Jahre	74 Personen
50	- 59 Jahre	66 Personen
60	- 69 Jahre	32 Personen
über	70 Jahre	9 Personen

Philips und AEG verwendet. Da das Eigengeräusch der Philips-Geräte und der Schaltuhren, die bei den Versuchen mitverwendet werden mußten, 40 und mehr phon betrug, wurden diese nicht im Schlafzimmer der Vpn. aufgestellt. Diese Maßnahme war bei AEG-Geräten nicht erforderlich, da ihr Eigengeräusch unter 30 phon liegt. Neben dem Bett der Vpn. stand nur der Lautsprecher, auf dessen Gehäuse ein Ausschalter montiert war. Alle Magnetophongeräte waren mit dem gleichen Lärmband bestückt. Als Geräusch wurde der aperiodische Lärm einer mechanisch betriebenen Holzhackmaschine gesendet, dessen Frequenzband aus der nachstehenden Abbildung ersichtlich ist. Auf das Tonband, dessen Laufzeit 30 Minuten betrug, wurde dieses Ge-

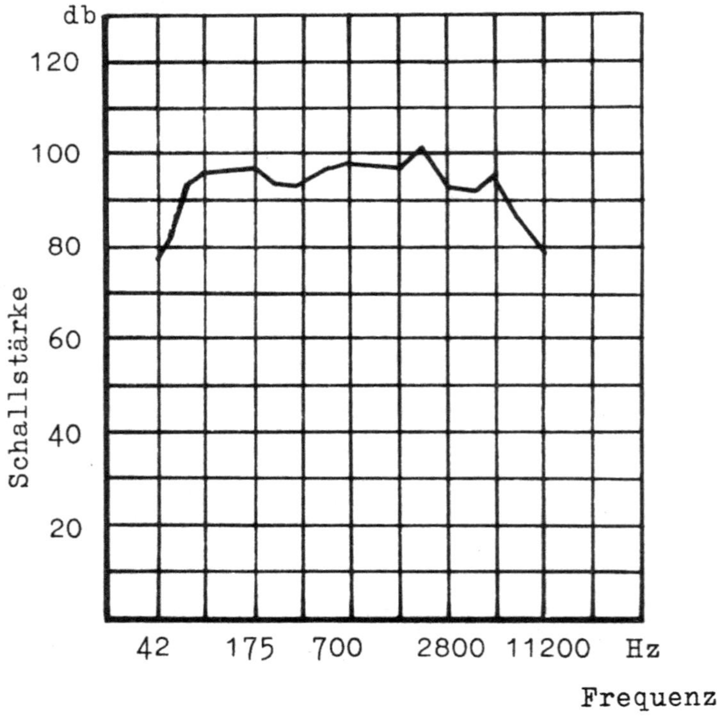

Abbildung 1

Hackmaschine

räusch mit Lautstärken von 30, 35, 40, 45, 50, 60 und 70 phon von je 3 Minuten Dauer aufgenommen. Da der Lärmpegel im Schlafzimmer nur selten eine Lautstärke von 30 phon unterschreitet (das normale Atemgeräusch eines Menschen liegt schon zwischen 20 und 30 phon), wurde auf eine Einstellung des Magnetophonbandes bereits von 25 phon an aus versuchstechnischen Gründen verzichtet.

Die Schaltuhr wurde von dem Prüfer so eingestellt, daß das Wiedergabegerät sich selbsttätig einschaltete. Die Vpn. hatte die Anweisung, sofort nach dem Erwachen den Lautsprecher bzw. das AEG-Gerät abzuschalten. Alle Geräte, auch die Schaltuhren, standen unter Verschluß, so daß außer dem Prüfer niemand an der Einstellung der Apparaturen etwas ändern konnte. Nach dem Versuch konnte der Prüfer leicht an dem mit Weißband markierten Lärmband die Lautstärke und die Zeit ablesen, bei der die Vpn. geweckt worden war. Außerdem ermittelte der Prüfer durch Befragen der Vpn. eine Reihe von Angaben, die nachstehend zu ersehen sind. Durch diesen Fragebogen wollte man einen kurzen Überblick über den normalen Schlaf der Vpn. gewinnen. Diese Angaben, z. B. über die Einschlafzeit, sind natürlich mit Vorsicht zu bewerten, da sie rein subjektiver Natur sind.

Die Weckzeiten liegen zu 85% in den frühen Morgenstunden zwischen 3 und 4 Uhr; 6% sind in der Zeit von 2 bis 4 Uhr und 9% in der Zeit zwischen 5 und 7 Uhr geweckt worden. Die Morgenstunden wurden deshalb gewählt, weil der Schlaf vieler Menschen nicht mehr so fest zu sein pflegt und um diese Zeit erfahrungsgemäß viele Industriebetriebe mit ihrer Arbeit beginnen und daher am ehesten Lärmstörungen auftreten. Bäckereien und Meiereien z.B. beginnen dann ihr Tagewerk, um die Versorgung der Bevölkerung sicherzustellen; dazu kommen der frühe Kraftwagenverkehr und die durch früh aufstehende Mitmenschen verursachten Geräusche.

Diese Weckzeiten liegen ungefähr alle zwei bis zwei und eine halbe Stunde vor dem normalen Aufstehen der Vpn. Ihnen war der Einschaltzeitpunkt aber nicht bekannt. Die Prüfer selbst ließen jedoch im Gespräch durchblicken, daß das Gerät die Vpn. wohl zu ihrer gewöhnlichen Weckzeit wecken würde, um dadurch den Erwartungseffekt auch im Unbewußten möglichst auszuschalten. Dadurch können die Bedingungen, unter denen die Weckversuche vorgenommen worden sind, weitgehend als normale gelten.

Versuch Nr.:

1. Alter: .... 2. Geschlecht: .... 3. Beruf: ....
4. Anschrift: ....(Unter Angabe des Stockwerks der Wohnung)
5. Hören Sie gut oder sind Sie schwerhörig? ja/nein
6. Lage des Schlafzimmers: .... (Zur Strasse, zum Hof?)
7. Dringen in das Schlafzimmer während der Schlafenszeit störende Geräusche von außen ? (Hochbahn, Kraftwagen, gewerbliche Betriebe, Tiere, Rundfunk)? ....
8. Werden Sie durch diese Geräusche geweckt und gestört? ja/nein

Zum Schlafverlauf der Vpn.

1. Wann gehen Sie zu Bett? ....
2. Wie lange dauert es, bis Sie einschlafen? ....
3. Wachen Sie manchmal während der Nacht spontan auf? ....
4. Nehmen Sie Schlafmittel gelegentlich oder regelmäßig? ....
5. Ist Ihr Schlaf in der Regel gut und erfrischend? ....
6. Wann wachen Sie werktags auf? ....
7. Wann stehen Sie werktags auf? ....
8. Werden Sie durch Wecker geweckt? ....

Angaben zu dem Versuch

Von der Versuchsperson

1. Wann sind Sie zu Bett gegangen? ....
2. Haben Sie gut oder schlecht geschlafen? ....
3. War Ihr Schlaf erquickend? ....
4. Ist der Versuch gelungen oder nicht? ....
5. Wenn nicht, warum nicht? (Waren Sie vielleicht schon vor dem Aufweckgeräusch wach?) ....

Vom Versuchsleiter

1. Auf welche Weckzeit war die Schaltuhr eingestellt? ....
2. Bei welcher Lautstärke und nach welcher Laufzeit wurde das Gerät abgestellt? ....
3. Waren Änderungen in der Meßanlage durch Fremde vorgenommen worden? ..

Weckversuche an 343 Versuchspersonen verschiedenen Alters und Geschlechts [3)]

Tabelle 2

Phonstärke des Weckgeräuschs	Zahl der geweckten Vpn.
30 phon	36 Personen
35 phon	43 Personen
40 phon	58 Personen
45 phon	41 Personen
50 phon	55 Personen
60 phon	58 Personen
70 phon	21 Personen
7 Versuche mißlungen	31 Personen nicht geweckt

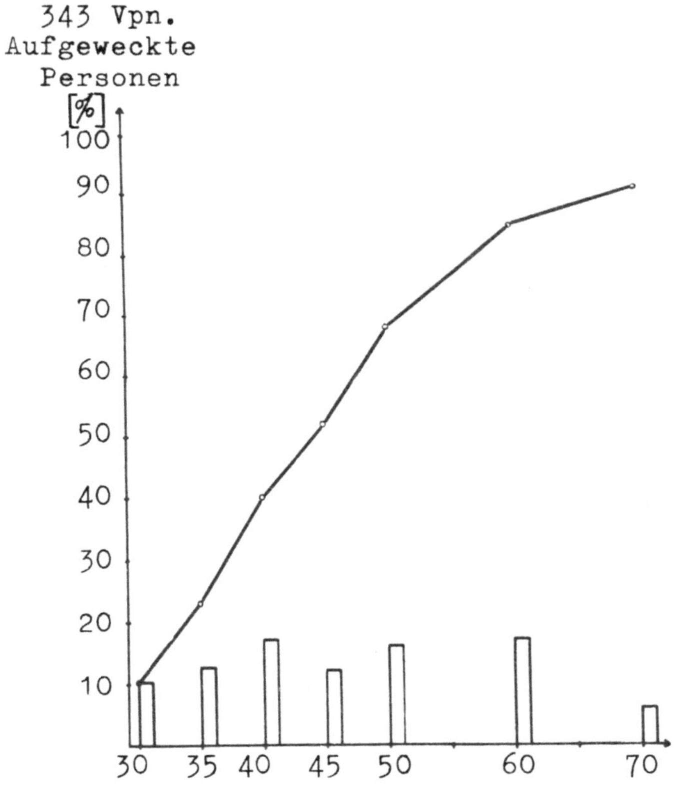

Abbildung 2 [Phon]

3. Das vorliegende Material wurde Herrn M. Brachmann, Hamburg, für die Abfassung einer medizinischen Doktorarbeit zur Verfügung gestellt und in diesem Rahmen nach anderen Gesichtspunkten ausgewertet

Zur graphischen Darstellung wurde die Summationskurve verwendet; denn es interessiert, ein wie großer Teil der Zahl der Versuchspersonen bei einer bestimmten Lautstärke aufgeweckt wurde und dabei verständlicherweise Personen, die bei 35 phon bereits aufwachten, auch bei 40 phon gezwungen würden, ihren Schlaf aufzugeben. Die Zahl der geweckten Personen wurde in Prozenten zur Gesamtzahl der Versuchspersonen einer Versuchsanordnung angegeben. Diese Darstellung ermöglicht es, die Ergebnisse der Beobachtungen an verschiedenen großen Versuchsgruppen miteinander zu vergleichen. Auf der Abcisse wurde die Phonstärke, auf der Ordinate die Zahl der Versuchspersonen in Prozenten aufgetragen. Außerdem wurde die Darstellung mit Polygonen benutzt, einmal, um unter den Summationskurven die Größen der Gruppen von Versuchspersonen, die stufenweise bei der stufenweisen Erhöhung der Phonzahl zu den bereits geweckten hinzukommen, zu kennzeichnen und ein andermal, um die Summationskurven bei Ergebnissen, die besonsers wichtig erscheinen, auch mit dieser Methode noch einmal deutlich zu machen. Die Kurve in der Abbildung 2 zeigt einen fast linearen Anstieg bis 50 phon. Sie verläuft dann weiter in der Form einer logarithmischen Funktion. Mit 45 phon werden bereits 52% der Versuchspersonen geweckt.

Es waren Versuchspersonen verschiedenen Alters, verschiedenen Geschlechts und Personen in ganz verschiedenen Berufssparten beschäftigt. Es gibt diese Kurve also summarische Werte aus einer Zahl schon rein äußerlich durch Beruf, Alter und Geschlecht in ihrer Empfindlichkeit gegenüber Geräuschen verschieden disponierter Menschen.

Dann soll bei dieser Kurve noch auf eine Erscheinung eingegangen werden, die sich im Prinzip auch bei den folgenden Darstellungen findet und die sicherlich einer Beachtung wert ist. Werden die auf der Ordinate aufgebauten Polygone betrachtet, so fällt auf, daß bei 40 und bei 60 phon eine größere Gruppe der Versuchspersonen aufgeweckt wurde, hingegen bei 45 phon nur eine kleinere Gruppe erwachte. Auch bei nachstehenden Zeichnungen ist bei der Darstellung der Zahl der Versuchspersonen, die bei den verschiedenen Phonzahlen geweckt wurden und also bei der Summation zu den bereits geweckten hinzukommen, eine Kurve zu erkennen mit einem Gipfel am Anfang und einem am Ende. Es liegt nun nahe, zwischen diesen beiden großen Gruppen von Vpn., die bei bestimmten Phonzahlen erwachten, Unterschiede in der Schlaftiefe zu vermuten und diese Gruppen den von KRAEPELIN beschriebenen Schlaftypen der Früh- und den Spätschläfern zuzuordnen. Tatsächlich könnte die Tatsache, daß ein bestimmter Typus von Schläfern seine größte Schlaftiefe bereits kurz nach dem Einschlafen erreicht und in den frühen Morgenstunden schon wieder in den Dämmerschlaf übergeht, daher auch Lärmeinflüssen um diese Zeit leichter zugänglich ist, eine einleuchtende Erklärung abgeben für das Auftreten der einen Gruppe, während man durchaus annehmen könnte, daß die Vpn.der anderen maximalen Gruppe, die hier erst bei 60 phon erwachten, dem Typ des Spätschläfers, der lange nach dem Einschlafen und meist erst in den frühen Morgenstunden in Tiefschlaf verfällt, zuzurechnen seien. Diese Erklärung gewinnt an Wahrscheinlichkeit, wenn man berücksichtigt, daß fast alle Vpn., bis auf eine geringe Anzahl, zufälligerweise zur gleichen Zeit ins Bett gingen und man daher andere Ursachen, die den Schlaf hätten beeinflussen können, mit ziemlicher Sicherheit außer acht lassen kann.

Weckversuche getrennt nach dem Geschlecht

Tabelle 3

Phonstärke des Weckgeräusches	männlich Vpn.	weiblich Vpn.
30 phon	15	21
35 phon	17	26
40 phon	23	35
45 phon	19	22
50 phon	33	22
60 phon	29	29
70 phon	11	10
nicht geweckt	16	15

Die Kurven zeigen den gleichen fast linearen Anstieg bis zu 50 phon. Bei 40 phon wurden 45% der Frauen und 34% der Männer geweckt. Bei 45 phon sind 58% der Frauen und 48% der Männer geweckt worden. Die durchschnittliche Wecklautstärke, d. h. die Phonstärke bei der im Durchschnitt eine Vpn. der Gruppe geweckt wurde, liegt bei den weiblichen Vpn. bei 45,3 $\pm$ 0,88 phon.

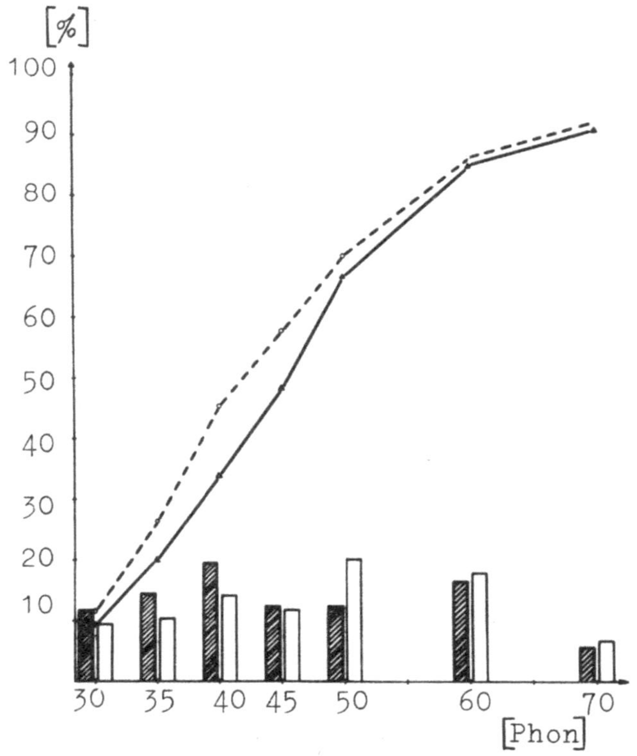

A b b i l d u n g 3

343 Vpn. getrennt nach dem Geschlecht

□ △ ———————— △ männlich

▨ o ------------ o weiblich

Sie beträgt bei den Männern 47,5 $\pm$ o,97 phon. Die durchschnittlichen Wecklautstärken unterscheiden sich nicht signifikant. Die Signifikans wurde folgendermaßen errechnet: Mittlere Fehler der Mittelwerte M_1 u. M_2, mittlerer Fehler der Differenz (D) der beiden Mittelwerte, $\varepsilon = \pm\sqrt{M_1 + M_2}$, $\frac{D}{\varepsilon}$ hier < 2.

Bei der graphischen Darstellung verläuft die Kurve der weiblichen Vpn. jedoch im ganzen Meßbereich vor der Kurve der männlichen Vpn., so daß, auch nach Abbildung 13, 14 angenommen werden darf, daß die Frauen in ihrer Nachtruhe empfindlicher gegenüber dem Lärm sind als die Männer. Dieses Ergebnis würde auch im Wesentlichen die schon eingangs erwähnte EMNID-Umfrage bestätigen, derzufolge Frauen geräuschempfindlicher sind.

Weckversuche getrennt in Altersgruppen

T a b e l l e 4

Altersgruppen, männliche und weibliche Versuchspersonen

Phonstärke des Weckgeräusches	bis 30 Jahre	30 - 39 Jahre	40 - 49 Jahre	50 - 59 Jahre	über 60 Jahre
30 phon	10	5	8	9	4
35 phon	19	6	6	6	6
40 phon	9	12	18	9	10
45 phon	9	9	7	11	5
50 phon	12	13	17	6	7
60 phon	20	15	6	10	7
70 phon	6	4	4	6	1
nicht geweckt	12	7	4	8	-

T a b e l l e 5

Altersgruppen, männliche Versuchspersonen

Phonstärke des Weckgeräusches	bis 30 Jahre	30 - 39 Jahre	40 - 49 Jahre	50 - 59 Jahre	über 60 Jahre
30 phon	3	1	5	5	1
35 phon	9	2	2	-	4
40 phon	6	6	4	4	3
45 phon	6	4	2	5	2
50 phon	7	7	11	6	2
60 phon	11	6	3	6	3
70 phon	2	1	4	3	1
nicht geweckt	7	3	2	4	

T a b e l l e 6

Altersgruppen, weibliche Versuchspersonen

Phonstärke des Weckgeräusches	bis 30 Jahre	30 - 39 Jahre	40 - 49 Jahre	50 - 59 Jahre	über 60 Jahre
30 phon	7	4	3	4	3
35 phon	10	4	4	6	2
40 phon	3	6	14	5	7
45 phon	3	5	5	6	3
50 phon	5	6	6	-	5
60 phon	9	9	3	4	4
70 phon	4	3	-	3	-
nicht geweckt	5	4	2	4	

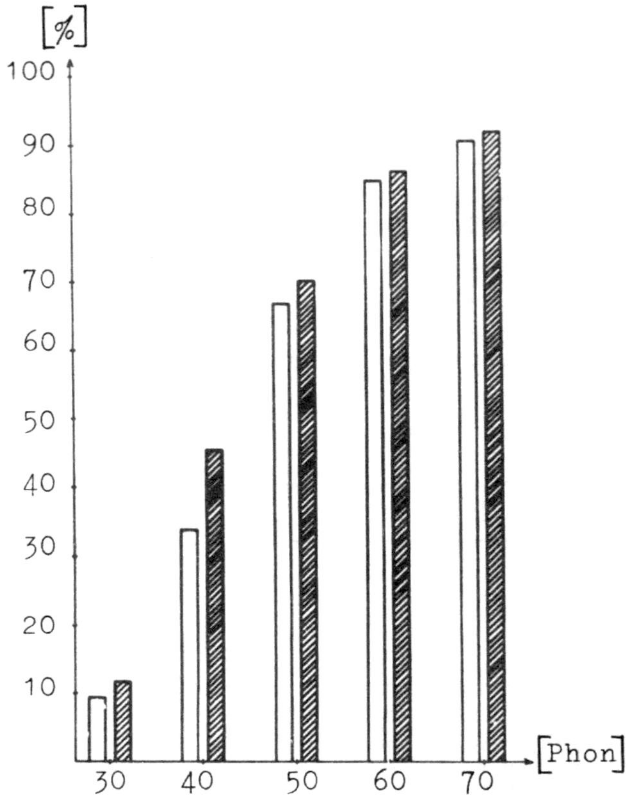

A b b i l d u n g 4

343 Vpn. getrennt nach dem Geschlecht

☐ männlich ▨ weiblich

Zuerst werden die männlichen und weiblichen Vpn. gemeinsam in verschiedenen Altersgruppen betrachtet, Abbildungen 5 und 6 (s.S. 19).Dabei fällt besonders auf, daß bei einer Lautstärke von 35 phon bereits 30% der jugendlichen Vpn. unter 30 Jahren geweckt wurden. Bei 40 phon waren 50% der über 60-jährigen aufgewacht.

Die durchschnittliche Wecklautstärke betrug

unter 30 Jahren	46,5 ± 1,3 phon,
von 30-39 Jahren	48,1 ± 1,4 phon,
von 40-49 Jahren	45,1 ± 1,3 phon,
von 50-59 Jahren	46,6 ± 1,6 phon,
über 60 Jahren	44,9 ± 1,6 phon,

signifikante Unterschiede ließen sich nicht sichern.

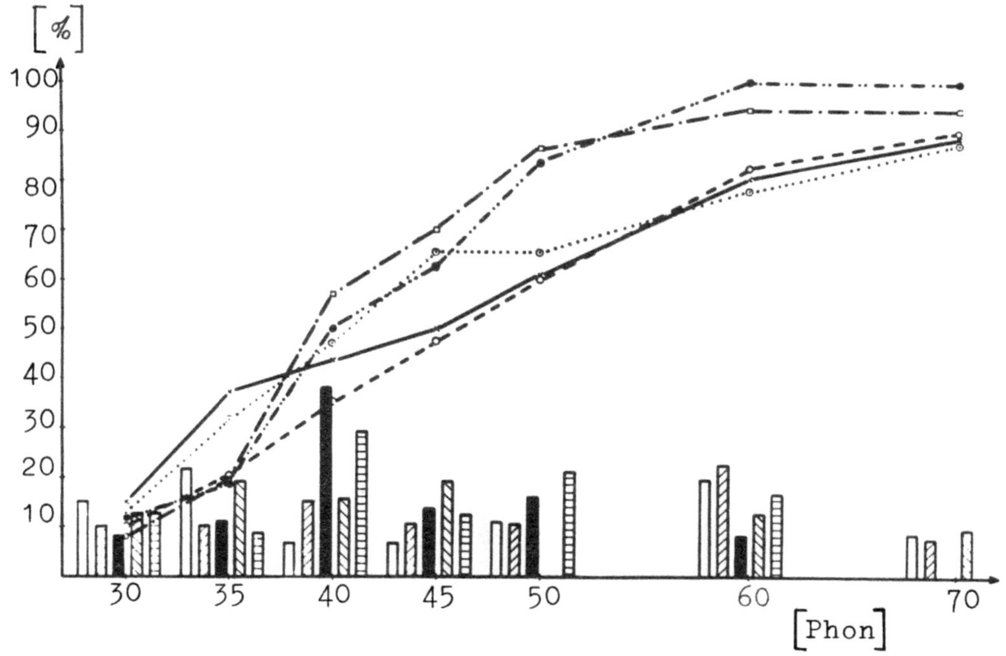

A b b i l d u n g 5

343 Vpn getrennt nach Altersgruppen
unter 30 Jahre
40 - 49 Jahre
30 - 39 Jahre
50 - 59 Jahre
über 60 Jahre

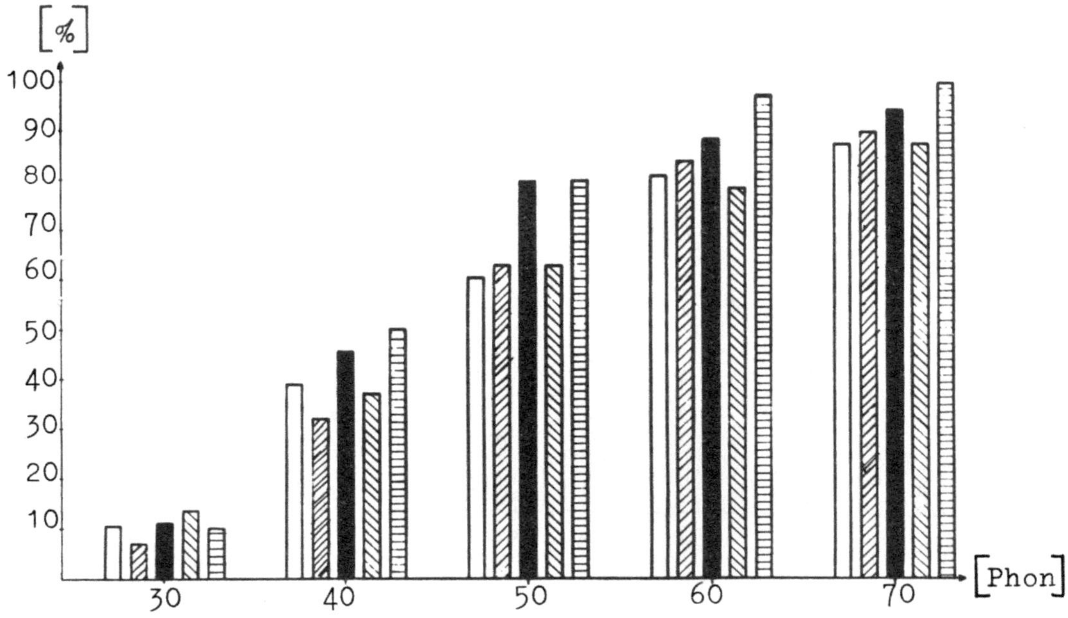

A b b i l d u n g 6

343 Vpn getrennt nach Altersgruppen
unter 30 Jahre
40 - 49 Jahre
30 - 39 Jahre
50 - 59 Jahre
über 60 Jahre

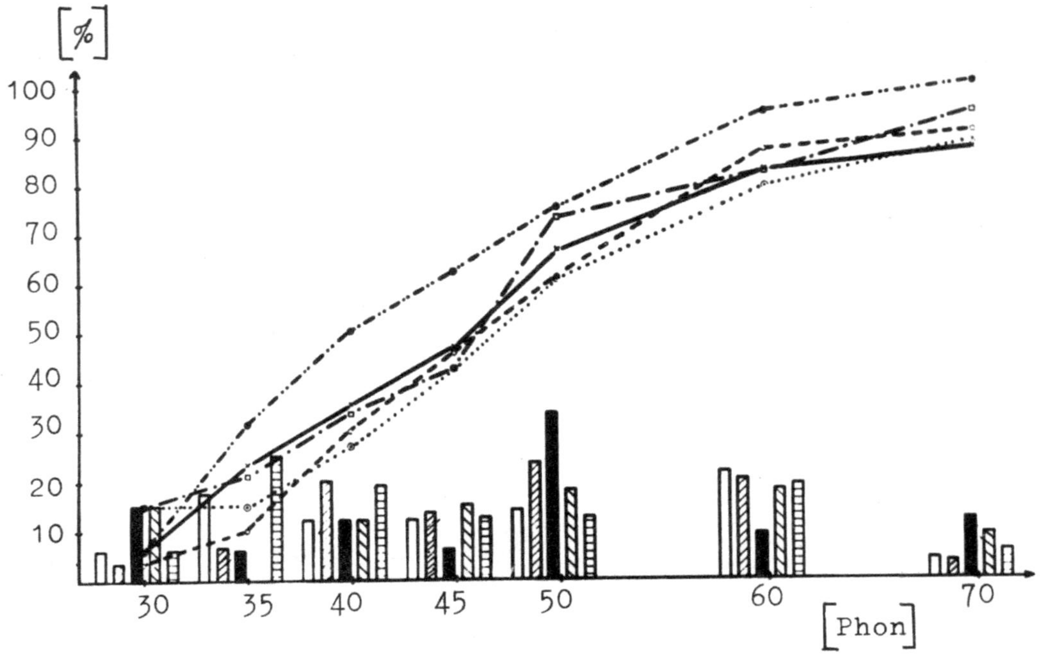

A b b i l d u n g 7

163 männliche Vpn. getrennt nach Altersgruppen

unter 30 Jahre

30 - 39 Jahre

40 - 49 Jahre

50 - 59 Jahre

über 60 Jahre

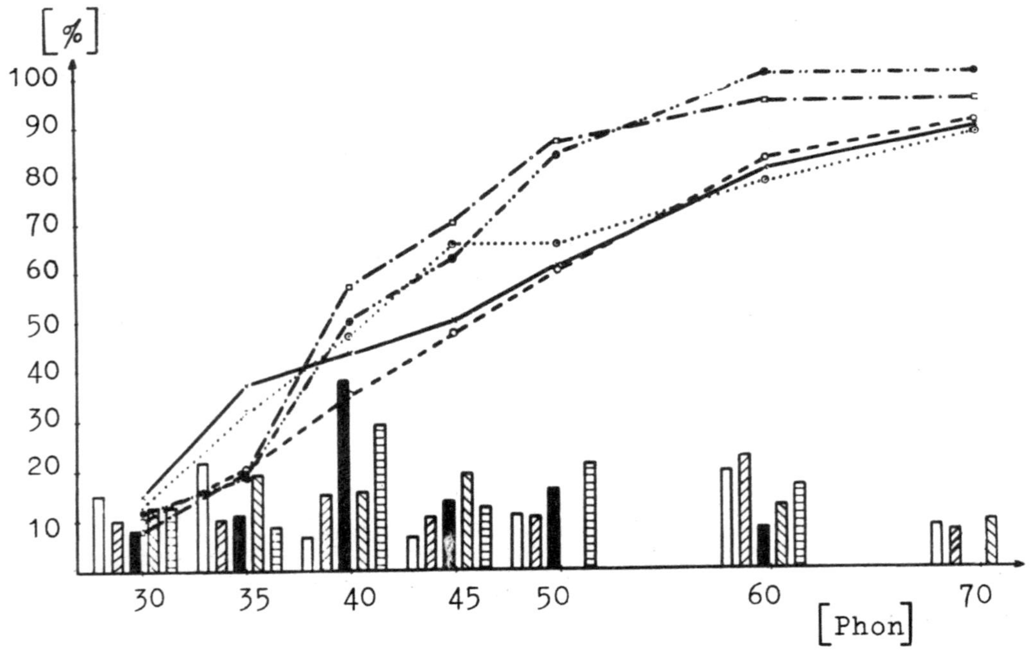

A b b i l d u n g 8

179 weibliche Vpn. getrennt nach Altersgruppen

unter 30 Jahre

30 - 39 Jahre

40 - 49 Jahre

50 - 59 Jahre

über 60 Jahre

Die Abbildung 7 (s. S. 20) zeigt die Altersunterschiede der männlichen Versuchspersonen allein. Es ist zu erkennen, daß in einem Alter über 60 Jahre die Geräuschempfindlichkeit stärker ist, als in den Jahren davor. Während bei 40 phon 50% der in einem Alter über 60 Jahren geweckt wurden, waren die anderen Altersgruppen bei dieser Lautstärke erst mit 27 - 35% vertreten. Bei 60 phon waren es dann 94% der über 60 Jahre alten Versuchspersonen gegenüber 78 - 86% der anderen Gruppen. Die durchschnittlichen Wecklautstärken der einzelnen Gruppen sind nicht signifikant unterschieden.

In der Abbildung 8 (s. S. 20) sind die Altersunterschiede der weiblichen Versuchspersonen aufgetragen. Hier ist besonders zu beachten, daß die Jugendlichen bis zu 30 Jahren schon bei einer Lautstärke von 35 phon zu 37% geweckt worden sind. Bei höheren Phonwerten sind wiederum die Jahrgänge über 6o und die zwischen 40 - 49 Jahren geräuschempfindlicher. So sind in diesem Alter 83 - 87% der Versuchspersonen bei 50 phon geweckt worden, gegenüber den anderen Altersgruppen bei gleicher Lautstärke mit 60 - 66%. Die durchschnittlichen Wecklautstärken sind nicht signifikant. Bei den 30 - 39 jährigen beträgt sie 47,9 $\pm$ 1,9 phon, im Alter über 60 Jahren 44,4 $\pm$ 1,9 phon. Die Differenz der durchschnittlichen Wecklautstärken ist 3,5 $\pm$ 1,9 phon.

In den Abbildungen 9 a-e (s. S. 22) wurden die Altersgruppen gesondert gezeichnet. Es lassen sich die Kurven der männlichen und die der weiblichen Versuchspersonen einer jeden Altersgruppe besser miteinander vergleichen und es lassen sich somit auch die Unterschiede der Geräuschempfindlichkeit in den verschiedenen Jahrgängen besser erkennen.

Unter 30 Jahren, Abbildung 9a, wurden bei 35 phon bereits 37% der weiblichen Vpn. und 24% der männlichen Vpn. geweckt. Zwischen 30 und 39 Jahren, Abbildung 9b, wurden bei 35 phon 20% der Frauen und 10% der Männer geweckt. Von den 40 - 49 jährigen, Abbildung 9c, sind bei 35 phon 20% der Männer und 20% der Frauen geweckt worden. Im Alter von 50 - 59 Jahren, Abbildung 9d, steigt die weibliche Kurve gleich stärker an. Bei 35 phon wurden 32% der Frauen und nur 15% der Männer geweckt. In dem Alter über 60 Jahren, Abbildung 9e, waren bei 35 phon, 31,3% der Männer und 20,8% der Frauen geweckt worden. In der durchschnittlichen Wecklautstärke war auch bei den Kurven der Abbildungen 9a - e keine Signifikans in dem Unterschied der Lärmempfindlichkeit bei Männern und Frauen der einzelnen Altersgruppen zu finden.

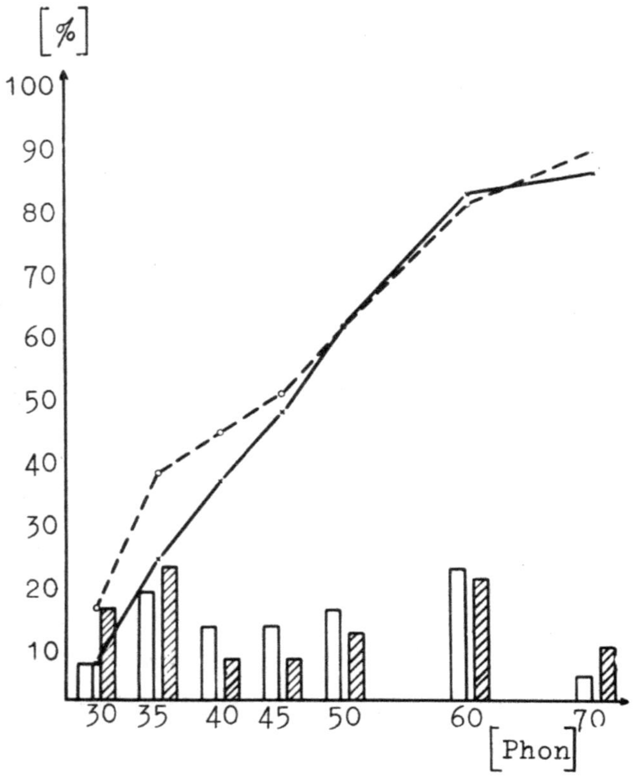

A b b i l d u n g 9a
□ ×——× männlich ▨ o---o weiblich

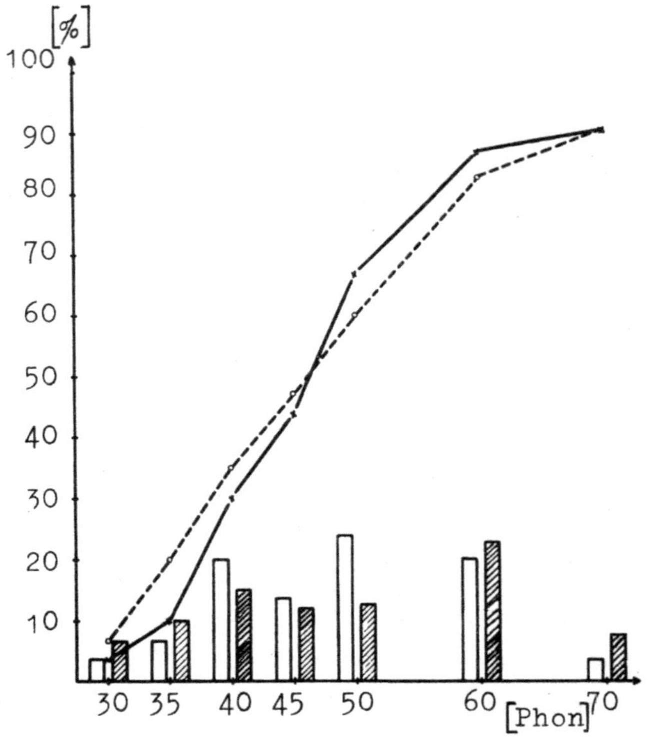

A b b i l d u n g 9b
□ ×——× männlich ▨ o---o weiblich

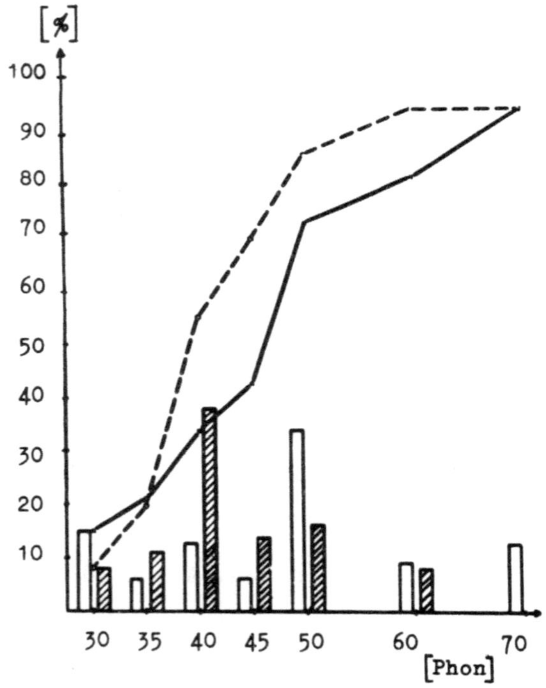

A b b i l d u n g 9c
□ ×——× männlich ▨ o---o weiblich

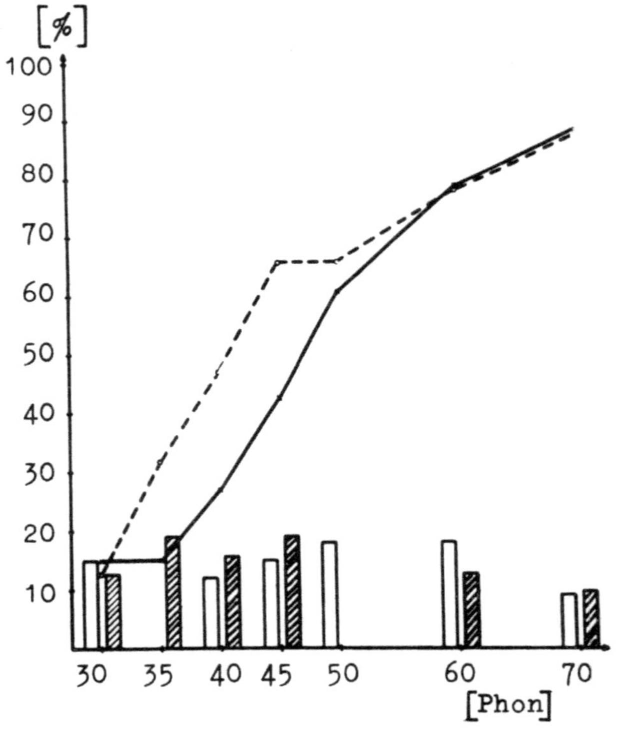

A b b i l d u n g 9d
□ ×——× männlich ▨ o---o weiblich

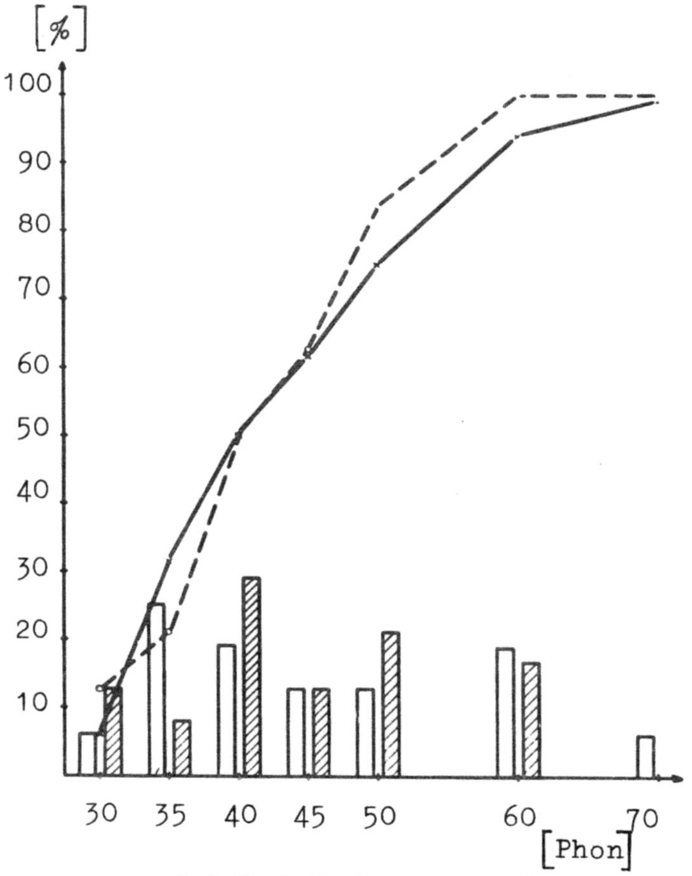

A b b i l d u n g 9e

Vpn. über 60 Jahre

männlich weiblich

Weckversuche, getrennt nach gestörten und ungestörten Schlafräumen

T a b e l l e 7

Phonstärke des Weckgeräusches	Vpn. in ungestörten Räumen	Vpn. in gestörten Räumen subj. gestört	nicht gestört
30 phon	10	12	14
35 phon	16	9	18
40 phon	16	17	25
45 phon	11	13	17
50 phon	10	15	30
60 phon	16	13	29
70 phon	7	8	6
nicht geweckt	12	7	12

Diese und die nächstfolgenden Aufgliederungen erfolgten auf Grund der durch die Fragebogen ermittelten Angaben der einzelnen Versuchspersonen.

In diesem Zusammenhang ergaben sich drei Gruppen: Vpn., die in ungestörten Räumen schlafen, Vpn., die in gestörten Räumen schlafen, sich aber subjektiv nicht gestört fühlen, und Vpn., die den Lärm auch subjektiv als störend empfanden, Abbildung 10.

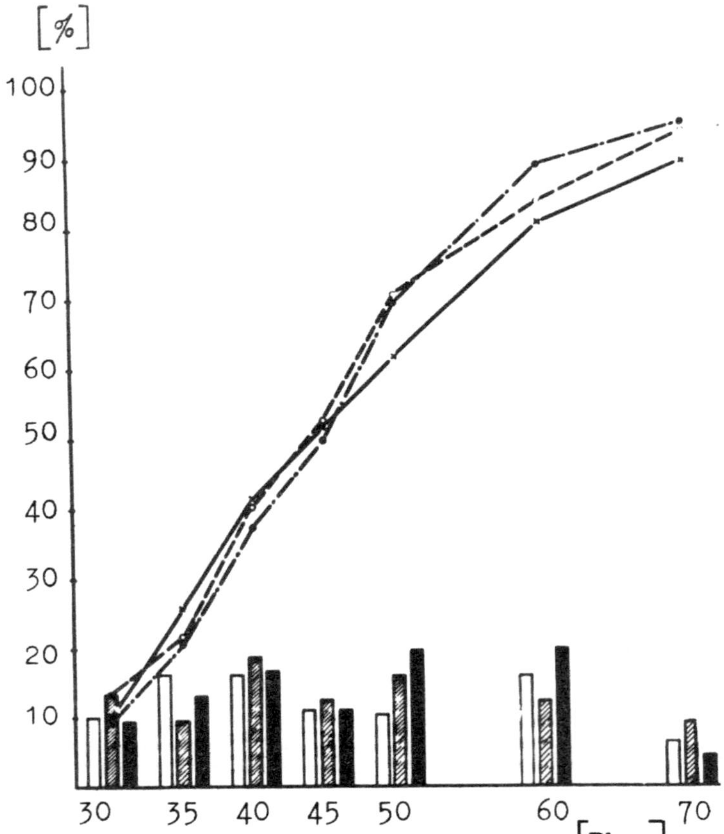

Abbildung 10 [Phon]

343 Vpn

ungestörte Schlafzimmer

gestörte Schlafzimmer } subjektiv nicht gestört / subjektiv gestört

Bei 45 phon erwachten 54,1% der Vpn. aus ungestörten Schlafräumen. In lärmgestörten Schlafräumen wurden bei dieser Lautstärke 54,2% der Vpn. wach, die sich als subjektiv ungestört bezeichneten und 49,3% der Vpn., die sich durch den Lärm gestört fühlten.

Weckversuche, getrennt nach Versuchspersonen, die gewohnt sind, mit Wecker aufzuwachen und Versuchspersonen, gewohnt ohne Wecker aufzuwachen

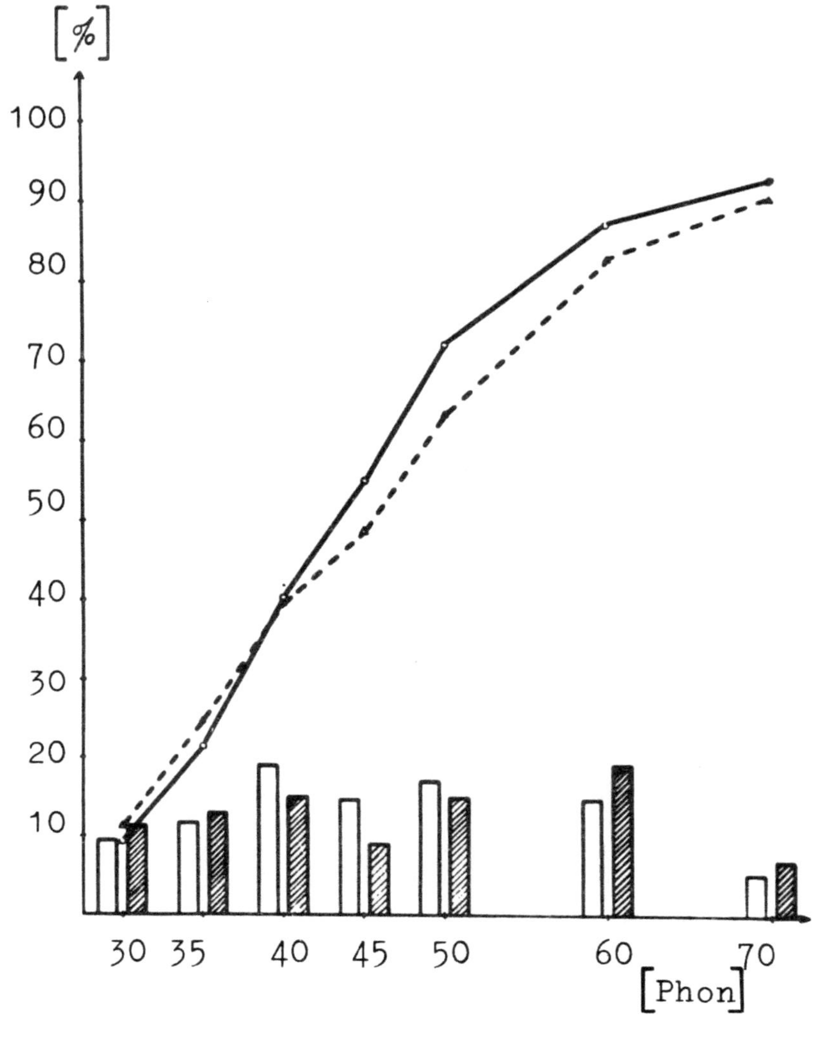

A b b i l d u n g 11

343 Vpn

□o——o ohne Wecker □△---△ mit Wecker

Bei 45 phon waren von den Vpn. "ohne Wecker" 55 %, von denen "mit Wecker" 49 % geweckt.

Weckversuche, getrennt nach Versuchspersonen, die fest durchschlafen und Versuchspersonen, die des öfteren spontan aufwachen

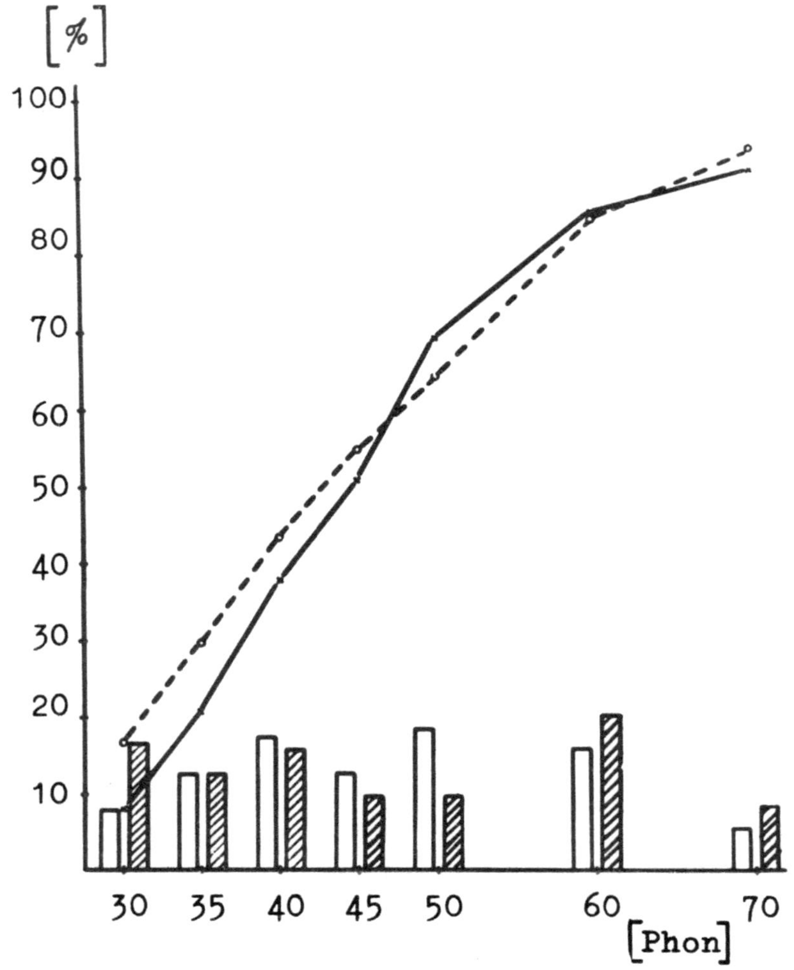

A b b i l d u n g 12

343 Vpn. getrennt nach Schlaftiefe

□ ×——× fester Schlaf □ o---o spontanes Aufwachen

Bei 45 phon wachten 50,8 % der Vpn. auf mit angeblich festem Schlaf und 54,8 % der Vpn., die nach ihren Angaben des öfteren aus dem Schlaf aufwachen.

Weckversuche getrennt nach Berufsgruppen

T a b e l l e 8

Phonstärke des Weckgeräusches	vorwiegend geistige Berufe	vorwiegend handwerkl. Berufe	Hausfrauen
30 phon	20	9	7
35 phon	14	12	13
40 phon	23	7	26
45 phon	22	5	14
50 phon	29	9	14
60 phon	34	12	11
70 phon	14	2	4
nicht geweckt	20	7	4

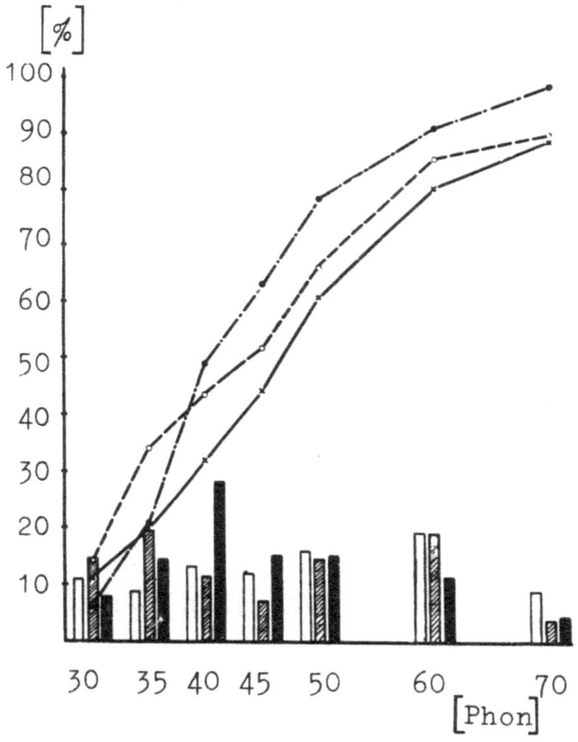

A b b i l d u n g 13

332 Vpn. getrennt nach Berufen

- geistige Berufe
- handwerkl. Berufe
- Hausfrauen

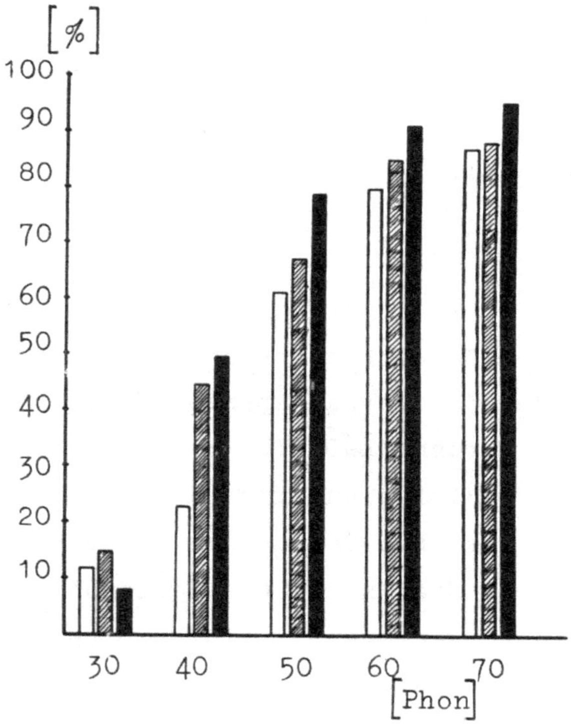

A b b i l d u n g 14

332 Vpn. getrennt nach Berufen

- geistige Berufe
- handwerkl. Berufe
- Hausfrauen

In dieser letzten Aufschlüsselung (s.S. 27) sind die Vpn., nach Berufsgruppen geordnet, einander gegenübergestellt worden. Sie sind in vorwiegend geistige, vorwiegend handwerkliche und in den Hausfrauenberuf unterteilt.

Die Kurve für die geistigen Berufe verläuft unter den Kurven der anderen beiden Gruppen. Danach scheint diese Berufsgruppe erst bei höheren Phonzahlen aus dem Schlaf gerissen zu werden. Bei 35 phon überwiegen die handwerklichen Berufe mit 33 % Aufgewachten vor den Hausfrauen mit 22 % und den geistigen Berufen mit 19 %. Bei 40 phon war gegenüber den anderen Gruppen ein höherer Prozentsatz der Hausfrauen erwacht. Bei 45 phon sieht das nun so aus, daß bereits 65 % der Hausfrauen, daß 52 % der Handwerker und erst 45 % der Personen in geistigen Berufen wach wurden. In diesem Verhältnis verlaufen die Kurven dann auch annähernd bei den höheren Phonzahlen.

Die durchschnittliche Weckautstärke hat bei der Gruppe der mehr geistigen Berufe 47,9 $\pm$ 0,96 phon, bei der Gruppe der handwerklich Tätigen 44,7 $\pm$ 1,5 phon, bei der Gruppe der Hausfrauen 44,7 $\pm$ 1 phon. Der Unterschied dieser Lärmempfindlichkeit zwischen den geistigen Berufen und den Hausfrauen, sowie auch den ersteren und den handwerklichen Berufen ist wahrscheinlich signifikant.

IV. Diskussion der Versuchsergebnisse

Bei der Gesamtbetrachtung der Weckversuche, Abbildung 2, sahen wir, daß 52% der 343 Versuchspersonen bereits bei einer Lautstärke von 45 phon geweckt wurden. LÜDERITZ dagegen teilt mit, daß bei seinen Versuchen, die er in Schlafsälen durchführte, die Vpn, deren Zahl allerdings nur 72 betrug, erst bei Geräuschen mit einer Lautstärke von 62 bis 80 Dezibel erwachten. Hier müßte wohl geltend gemacht werden, daß Versuche, in Schlafsälen vorgenommen, in ihren Ergebnissen offenbar beträchtlich von denen abweichen, die bei Versuchen unter normalen Schlafbedingungen, d.h. in Einzelschlafzimmern, ermittelt werden. Aufweckversuche nämlich, die STEINICKE bei in Sälen schlafenden Vpn. nachts etwa um die gleiche Zeit wie LÜDERITZ vorgenommen hatte, erbrachten ebenfalls Lautstärken von Weckgeräuschen zwischen 60 und 70 phon. Außerdem spielt sicher auch die Weckzeit eine gewisse Rolle.

Besonders zu beachten ist das leichte Aufwachen der Jugendlichen. So wachten bei den Versuchen doch bereits bei der niedrigen Phonzahl 35 24% der männlich jugendlichen im Alter bis zu 30 Jahren auf und sogar 37% der weiblichen Versuchspersonen dieses Alters, Abbildung 9a. Die Jugendlichen erwiesen sich gegenüber dem Lärm anfälliger als die mittleren Jahrgänge. Tischendorf's Forderung (12) nach ruhigen Schlafzimmern, vor allem für Kinder, scheint durch dieses Ergebnis unterstrichen zu werden.

Die gleiche Forderung nach ruhigen Schlafzimmern wird unter vielen anderen Gesichtspunkten durch die Versuchsergebnisse bei den Jahrgängen über 60 Jahre erwiesen. Waren doch 50% der Versuchspersonen dieser Altersgruppe schon bei 40 phon geweckt worden, Abbildung 9e.

Bei den Weckversuchen in vom Lärm gestörten Räumen wurden bei 48 phon 54,2% der Personen geweckt, die subjektiv ungestört schliefen, und wurden 49,3% der Personen geweckt, die sich subjektiv durch den Lärm gestört fühlten.
Es ist nun in diesem Zusammenhang interessant, die Frage der Lärmgewöhnung zu erörtern. Die Meinungen der Autoren über eine allgemeine Beziehung zwischen Lärm, Störung und Gewöhnung sind unterschiedlich. WENDEL (14) hält eine Gewöhnung an Lärm nicht für möglich und schätzt den Anteil der Geräuschempfindlichen auf ca. 30%. HESS (11) stellte mit Hilfe des EEG objektive Störungen im menschlichen Schlaf unter Lärmeinfluß auch dann fest, wenn die Vpn.vom Geräusch nicht erwachten und sich also nicht subjektiv gestört fühlten. Diese Tatsache würde die Möglichkeit einer physischen Lärmgewöhung ablehnen, ebenso wie Untersuchungen PEYSERS (15), der in gleicher Weise bei subjektiv Lärmempfindlichen wie Lärmunempfindlichen Änderungen der Respiration, des Liquordruckes und des Blutdruckes feststellte. Demgegenüber hält SPEER (16) eine gewisse Gewöhnung an Lärm durch Training für möglich. FASSLER (17) glaubt seine Versuchsergebnisse, die eine größere Unempfindlichkeit der mittleren Jahrgänge gegenüber Lärm ergaben, nur mit einer Lärmgewöhung erklären zu können. Auch HETTCHE (18) ist der Ansicht, daß der Mensch an einen gleichmäßigen Lärmpegel gewöhnt ist. Er stellt zur Diskussion, ob eine solche Gewöhnung, die sicherlich einen gewissen Energieaufwand erfordert, auf einer Nervenermüdung, einer bewußten Ausschaltung durch "Verdrängung" oder schließlich einer unbewußten Ausschaltung beruhe. Auch eine Gewöhnung an Lärm bei Nacht wird von HETTCHE für möglich gehalten, die so weit gehen könne, daß großer Lärm wie Flugzeug- und Eisenbahngeräusche nicht mehr beachtet würden. Den End-

zustand dieser Entwicklung kennzeichnet HETTCHE als"Lärmsucht": an Lärm gewöhnten Menschen wäre es zuerst z. B. unmöglich, in der ruhigen Umgebung eines Dorfes zu schlafen.

Die Beantwortung der Frage, ob eine Gewöhung an Lärm möglich oder nicht möglich ist, erscheint bei der Ermittlung von Grenzwerten nächtlicher Geräusche als nicht von ausschlaggebender Bedeutung, denn ein großer Teil der Menschen wacht leicht und schnell auf. Auf ihn muß aber bei der Festsetzung von Grenzwerten der Lautstärke, die nächtliche Geräusche nicht überschreiten sollten, Rücksicht genommen werden.

Eine möglicherweise endgültige Klärung dieser Fragen ist erst nach weiteren umfangreichen Reihenuntersuchungen möglich. Dies setzt aber voraus, daß sich eine größere Anzahl von Vpn. für solche Untersuchungen, die ja in das Privatleben eindringen, zur Verfügung stellt.

Wir haben noch bei einem weiteren Ergebnis der Weckversuche zu verbleiben. Drei Berufsgruppen, Abbildungen 13, 14, wurden auf ihre Empfindlichkeit gegenüber Geräuschen während der Nachtruhe angesehen. Dabei wurde festgestellt, daß die Kurve für die geistigen Berufe unter der Kurve der Hausfrauen und unter der für handwerkliche Tätigkeit verläuft. Welche Erklärung kann hierfür gefunden werden ? Aus dieser Gruppe der geistigen Berufe geht eine Anzahl der Versuchspersonen erst spät zur Ruhe. Sie haben daher vielleicht um die von uns gewählte Weckzeit herum ihren Tiefschlaf. Ihre Schlafdauer ist wahrscheinlich auch in vielen Fällen kürzer als die anderer Berufe, ihr Schlaf könnte intensiver und tiefer sein. Dies würde auch mit der Theorie von KRAEPELIN übereinstimmen. Nach ihm gehören die meisten Personen dieser Berufsgruppe zu den Spätschläfern. Ob diese Erklärung des Aufwachens erst bei stärkeren Geräuschen als zutreffend angesehen werden kann, können erst umfangreichere Versuche ermitteln. Es liegt die Wahrscheinlichkeit nahe, daß auch konstitutionelle Faktoren eine Rolle spielen.

Wie aus der Kurve der Hausfrauen ersichtlich ist, wird die Hausfrau leicht erweckt. Sie muß am Tage auf viele Geräusche mittlerer Lautstärke achten. Im Gegensatz zu allen beruflich tätigen Personen befindet sich die Hausfrau auch nachts innerhalb ihres Arbeitsbereiches.

Die wichtigste Folgerung aus allen diesen Versuchsergebnissen ist die Forderung nach möglichst geräuschfreien Schlafzimmern, um der Bevölkerung das optimale psychische und physische Wohlbefinden durch einen erholsamen Schlaf zu sichern. Da bei den Menschen subjektive Unterschiede für die Zeit der größten Schlaftiefe bestehen, ist es notwendig, daß alle Nachtstunden ungestört verlaufen. Es ist daher erforderlich, Lärmeinwirkungen für die Zeit von 20 bis 7 Uhr, wie dies auch schon früher gefordert worden ist, einzuschränken.

Die Lautstärken von Geräuscheinflüssen während der Nacht dürften im ungünstigsten Falle 35 phon nicht übersteigen. Schon bei einem Geräusch mit dem Lärmpegel 35 phon wachten 23% aller Versuchspersonen auf. Hier ist außerdem in Betracht zu ziehen, daß der Aufweckeffekt bereits die maximale Form der Störung des Schlafes darstellt, so daß eine Beschränkung auf 35 phon für Lautstärken nächtlicher Geräusche als unumgänglich erscheint. Diese Forderung befindet sich übrigens in Übereinstimmung mit den z.T. von amerikanischer wie von französischer Seite angestellten Untersuchungen (4). In der "neuen schwedischen Bauordnung" von 1945 ist dieser Grenzwert bereits Gegenstand einer Verordnung geworden.

Um dieser Forderung nun aber gerecht werden zu können, sind für die Praxis u. a. folgende Gesichtspunkte zu beachten:

1. Für die Stadtplanung ergibt sich die Aufgabe, Verkehrsstraßen so anzulegen, daß in Wohnhäusern Schlafräume nur an den Strassen abgewandten Seiten vorgesehen werden können, damit auch bei geöffneten Schlafzimmerfenstern der geforderte Grenzwert nicht überschritten wird.

2. Bauherren sollten die Schlafzimmer an bestehenden Verkehrsstrassen und gegenüber gewerblichen Betrieben erforderlichenfalls mit Doppelfenstern versehen.

3. Architekten sollten Neubauten an derartigen Straßen so entwerfen, daß die Schlafzimmer ebenfalls an der abgewandten Seite liegen.

4. Geräuschverursachende Maschinen und sonstige technische Einrichtungen, wie Aufzüge, Rohrleitungen mit Absperrhähnen sollten so eingerichtet oder in Wohnhäusern so aufgestellt bzw. verlegt werden, daß ihr Schall in den Schlafräumen den ermittelten Grenzwert nicht überschreitet.

V. Zusammenfassung

An 350 Personen wurden in den frühen Morgenstunden Weckversuche durchgeführt. Bereits bei 35 phon wurde ein relativ hoher Prozentsatz der Jugendlichen, der Frauen und der älteren Leute geweckt. Es ergibt sich die Notwendigkeit, daß zum Schlaf der Lärmpegel in der Umgebung unter 35 phon gehalten wird. Die Untersuchungen gaben Anhaltspunkte zur Beurteilung der Störung des Schlafes durch Lärm.

Oberregierungsgewerberat Dipl.-Ing. Gerd STEINICKE, Hamburg

IV. Literaturverzeichnis

(1) LEHMANN — Was ist und was bedeutet Lärm? VDI Z. Bd. 97, Nr. 29/55

(2) EMNID — Informationen Nr. 38/53

(3) STEINICKE — Die Lästigkeit des Lärms. Schriftenreihe des Deutschen Arbeitsringes für Lärmbekämpfung, Bd. 1: Lärmbekämpfung.

(4) MÜLLER, R. — Über den Schlaf, Berlin München 1948

(5) JORES, A. — Geheimnisvoller Lebensrhythmus, Blick i. d.Welt, 8/48

(6) JUNG, C.G. — Seelenprobleme der Gegenwart, Zürich MCML, S. 133

(7) KEMPER, Werner — Der Traum und seine Be-Deutung, rowohlts deutsch enzyklopädie, Bd. 4 S. 26

(8) DAHIN, Michel — Science et Vie, Nr. 412, Januar 1952

(9) LEONHARD, K. — Gesetze und Sinn des Träumens, Stuttgart 1951

(10) zit.n. TIEGEL, H. — Die Heilkunst, 8/1953

(11) HESS, R. — Umschau 15/1953

(12) v. TISCHENDORF — "Lärm schädigt die Gesundheit", Med.Inf. I. 1954

(13) KELLERER, Hans — Theorie und Technik des Stichprobenverfahrens, Münschen 1953

(14) Die Heilkunst, 6/1953

(15) Nordisk Medizin 38/1948: Grenzgebiete der Medizin

(16) Mitt. a.d. deutschen med.Inf. Dienst v. 10.9.1953

(17) zit.n. KOELSCH — Lehrbuch d. Arbeitshygiene 1. u. 2. Band 1953/54

(18) HETTCHE, Otto — Städtehygiene, 4/1952

(19) z.B. aus Amerika BERANEKs "sleep and rest criterion": Wie Dr. Paul Susini in einem Brief vom 9.1.52 an Karl Jung erwähnt, ist diese Phonzahl bereits in einem - allerdings vereinzelten - französischen Gerichtsverfahren anerkannt und darüber hinausgehende Lautstärken (während der Nacht) als schädlich bezeichnet worden.

(20) a.a.O.

FORSCHUNGSBERICHTE DES WIRTSCHAFTS- UND VERKEHRSMINISTERIUMS NORDRHEIN-WESTFALEN

Herausgegeben von Staatssekretär Prof. Dr. h. c. Leo Brandt

HEFT 1
Prof. Dr.-Ing. E. Flegler, Aachen
Untersuchungen oxydischer Ferromagnet-Werkstoffe
1952, 20 Seiten, DM 6,75

HEFT 2
Prof. Dr. W. Fuchs, Aachen
Untersuchungen über absatzfreie Teeröle
1952, 32 Seiten, 5 Abb., 6 Tabellen, DM 10,—

HEFT 3
Techn.-Wissenschaftl. Büro für die Bastfaserindustrie, Bielefeld
Untersuchungsarbeiten zur Verbesserung des Leinenwebstuhls
1952, 44 Seiten, 7 Abb., 3 Tabellen. DM 12,50

HEFT 4
Prof. Dr. E. A. Muller und Dipl.-Ing. H. Spitzer, Dortmund
Untersuchungen über die Hitzebelastung in Hüttenbetrieben
1952, 28 Seiten, 5 Abb., 1 Tabelle, DM 9,—

HEFT 5
Dipl.-Ing. W. Fister, Aachen
Prüfstand der Turbinenuntersuchungen
1952, 40 Seiten, 30 Abb., 3 Schaltbilder, DM 1,—

HEFT 6
Prof. Dr. W. Fuchs, Aachen
Untersuchungen über die Zusammensetzung und Verwendbarkeit von Schwelteerfraktionen
1952, 36 Seiten, DM 10,50

HEFT 7
Prof. Dr. W. Fuchs, Aachen
Untersuchungen über emsländisches Petrolatum
1952, 36 Seiten, 1 Abb., 17 Tabellen, DM 10,50

HEFT 8
M. E. Meffert und H. Stratmann, Essen
Algen-Großkulturen im Sommer 1951
1953, 52 Seiten, 4 Abb., 20 Tabellen, DM 9,75

HEFT 9
Techn.-Wissenschaftl. Büro für die Bastfaserindustrie, Bielefeld
Untersuchungen über die zweckmäßige Wicklungsart von Leinengarnkreuzspulen unter Berucksichtigung der Anwendung hoher Geschwindigkeiten des Garnes
Vorversuche fur Zetteln und Schären von Leinengarnen auf Hochleistungsmaschinen
1952, 48 Seiten, 7 Abb., 7 Tabellen, DM 9,25

HEFT 10
Prof. Dr. W. Vogel, Köln
„Das Streifenpaar" als neues System zur mechanischen Vergroßerung kleiner Verschiebungen und seine technischen Anwendungsmöglichkeiten
1953, 20 Seiten, 6 Abb., DM 4,50

HEFT 11
Laboratorium fur Werkzeugmaschinen und Betriebslehre, Technische Hochschule Aachen
1. Untersuchungen über Metallbearbeitung im Fräsvorgang mit Hartmetallwerkzeugen und negativem Spanwinkel
2. Weiterentwicklung des Schleifverfahrens fur die Herstellung von Präzisionswerkstücken unter Vermeidung hoher Temperaturen
3. Untersuchung von Oberflächenveredlungsverfahren zur Steigerung der Belastbarkeit hochbeanspruchter Bauteile
1953, 80 Seiten, 61 Abb., DM 15,75

HEFT 12
Elektrowärme-Institut, Langenberg (Rhld.)
Induktive Erwärmung mit Netzfrequenz
1952, 22 Seiten, 6 Abb., DM 5,20

HEFT 13
Techn.-Wissenschaftl. Büro für die Bastfaserindustrie, Bielefeld
Das Naßspinnen von Bastfasergarnen mit chemischen Zusätzen zum Spinnbad
1953, 52 Seiten, 4 Abb., 19 Tabellen, DM 10,—

HEFT 14
Forschungsstelle für Acetylen, Dortmund
Untersuchungen über Aceton als Lösungsmittel für Acetylen
1952, 64 Seiten, 10 Abb., 26 Tabellen, DM 12,25

HEFT 15
Wäschereiforschung Krefeld
Trocknen von Wäschestoffen
1953, 48 Seiten, 14 Abb., 2 Tabellen, DM 9,—

HEFT 16
Max-Planck-Institut für Kohlenforschung, Mülheim a. d. Ruhr
Arbeiten des MPI für Kohlenforschung
1953, 104 Seiten, 9 Abb., DM 17,80

HEFT 17
Ingenieurbüro Herbert Stein, M.-Gladbach
Untersuchung der Verzugsvorgänge in den Streckwerken verschiedener Spinnereimaschinen. 1. Bericht: Vergleichende Prüfung mit verschiedenen Dickenmeßgeräten
1952, 36 Seiten, 15 Abb., DM 8,—

HEFT 18
Wäschereiforschung Krefeld
Grundlagen zur Erfassung der chemischen Schädigung beim Waschen
1953, 68 Seiten, 15 Abb., 15 Tabellen, DM 12,75

HEFT 19
Techn.-Wissenschaftl. Büro für die Bastfaserindustrie, Bielefeld
Die Auswirkung des Schlichtens von Leinengarnketten auf den Verarbeitungswirkungsgrad, sowie die Festigkeit und Dehnungsverhältnisse der Garne und Gewebe
1953, 48 Seiten, 1 Abb., 9 Tabellen, DM 9,—

HEFT 20
Techn.-Wissenschaftl. Büro für die Bastfaserindustrie, Bielefeld
Trocknung von Leinengarnen I
Vorgang und Einwirkung auf die Garnqualität
1953, 62 Seiten, 18 Abb., 5 Tabellen, DM 12,—

HEFT 21
Techn.-Wissenschaftl. Büro für die Bastfaserindustrie, Bielefeld
Trocknung von Leinengarnen II
Spulenanordnung und Luftführung beim Trocknen von Kreuzspulen
1953, 66 Seiten, 22 Abb., 9 Tabellen, DM 13,—

HEFT 22
Techn.-Wissenschaftl. Büro für die Bastfaserindustrie, Bielefeld
Die Reparaturanfälligkeit von Webstühlen
1953, 28 Seiten, 7 Abb., 5 Tabellen, DM 5,80

HEFT 23
Institut für Starkstromtechnik, Aachen
Rechnerische und experimentelle Untersuchungen zur Kenntnis der Metadyne als Umformer von konstanter Spannung auf konstanten Strom
1953, 52 Seiten, 20 Abb., 4 Tafeln, DM 9,75

HEFT 24
Institut für Starkstromtechnik, Aachen
Vergleich verschiedener Generator-Metadyne-Schaltungen in bezug auf statisches Verhalten
1952, 44 Seiten, 23 Abb., DM 8,50

HEFT 25
Gesellschaft für Kohlentechnik mbH., Dortmund-Eving
Struktur der Steinkohlen und Steinkohlen-Kokse
1953, 58 Seiten, DM 11,—

HEFT 26
Techn.-Wissenschaftl. Büro für die Bastfaserindustrie, Bielefeld
Vergleichende Untersuchungen zweier neuzeitlicher Ungleichmäßigkeitsprüfer für Bänder und Garne hinsichtlich ihrer Eignung für die Bastfaserspinnerei
1953, 64 Seiten, 30 Abb., DM 12,50

HEFT 27
Prof. Dr. E. Schratz, Münster
Untersuchungen zur Rentabilität des Arzneipflanzenanbaues Römische Kamille, Anthemis nobilis L.
1953, 16 Seiten, 1 Tabelle, DM 3,60

HEFT 28
Prof. Dr. E. Schratz, Münster
Calendula officinalis L. Studien zur Ernährung, Blütenfüllung und Rentabilität der Drogengewinnung
1953, 24 Seiten, 2 Abb., 3 Tabellen, DM 5,20

HEFT 29
Techn.-Wissenschaftl. Büro fur die Bastfaserindustrie, Bielefeld
Die Ausnützung der Leinengarne in Geweben
1953, 100 Seiten, 14 Abb., 10 Tabellen, DM 17,80

HEFT 30
Gesellschaft für Kohlentechnik mbH., Dortmund-Eving
Kombinierte Entaschung und Verschwelung von Steinkohle; Aufarbeitung von Steinkohlenschlämmen zu verkokbarer oder verschwelbarer Kohle
1953, 56 Seiten, 16 Abb., 10 Tabellen, DM 10,50

HEFT 31
Dipl.-Ing. A. Stormanns, Essen
Messung des Leistungsbedarfs von Doppelsteg-Kettenförderern
1954, 54 Seiten, 18 Abb., 3 Anlagen, DM 11,—

HEFT 32
Techn.-Wissenschaftl. Büro für die Bastfaserindustrie, Bielefeld
Der Einfluß der Natriumchloridbleiche auf Qualität und Verwebbarkeit von Leinengarnen und die Eigenschaften der Leinengewebe unter besonderer Berücksichtigung des Einsatzes von Schützen- und Spulenwechselautomaten in der Leinenweberei
1953, 64 Seiten, 2 Abb., 12 Tabellen, DM 11,50

HEFT 33
Kohlenstoffbiologische Forschungsstation e. V.
Eine Methode zur Bestimmung von Schwefeldioxyd und Schwefelwasserstoff in Rauchgasen und in der Atmosphäre
1953, 32 Seiten, 8 Abb., 3 Tabellen, DM 6,50

HEFT 34
Textilforschungsanstalt Krefeld
Quellungs- und Entquellungsvorgange bei Faserstoffen
1953, 52 Seiten, 13 Abb., 13 Tabellen, DM 9,80

WESTDEUTSCHER VERLAG · KÖLN UND OPLADEN

HEFT 35
Professor Dr. W. Kast, Krefeld
Feinstrukturuntersuchungen an kunstlichen Zellulosefasern verschiedener Herstellungsverfahren. Teil I: Der Orientierungszustand
1953, 74 Seiten, 30 Abb., 7 Tabellen, DM 13,80

HEFT 36
Forschungsinstitut der feuerfesten Industrie, Bonn
Untersuchungen über die Trocknung von Rohton
Untersuchungen über die chemische Reinigung von Silika- und Schamotte-Rohstoffen mit chlorhaltigen Gasen
1953, 60 Seiten, 5 Abb., 5 Tabellen, DM 11,—

HEFT 37
Forschungsinstitut der feuerfesten Industrie, Bonn
Untersuchungen über den Einfluß der Probenvorbereitung auf die Kaltdruckfestigkeit feuerfester Steine
1953, 40 Seiten, 2 Abb., 5 Tabellen, DM 7,80

HEFT 38
Forschungsstelle für Acetylen, Dortmund
Untersuchungen über die Trocknung von Acetylen zur Herstellung von Dissousgas
1953, 36 Seiten, 11 Abb., 3 Tabellen, DM 6,80

HEFT 39
Forschungsgesellschaft Blechverarbeitung e. V., Düsseldorf
Untersuchungen an prägegemusterten und vorgelochten Blechen
1953, 46 Seiten, 34 Abb., DM 9,50

HEFT 40
Landesgeologe Dr.-Ing. W. Wolff,
Amt für Bodenforschung, Krefeld
Untersuchungen über die Anwendbarkeit geophysikalischer Verfahren zur Untersuchung von Spateisengängen im Siegerland
1953, 46 Seiten, 8 Abb., DM 8,80

HEFT 41
Techn.-Wissenschaftl. Buro für die Bastfaserindustrie, Bielefeld
Untersuchungsarbeiten zur Verbesserung des Leinenwebstuhles II
1953, 40 Seiten, 4 Abb., 5 Tabellen, DM 7,80

HEFT 42
Professor Dr. B. Helferich, Bonn
Untersuchungen über Wirkstoffe — Fermente — in der Kartoffel und die Moglichkeit ihrer Verwendung
1953, 58 Seiten, 9 Abb., DM 11,—

HEFT 43
Forschungsgesellschaft Blechverarbeitung e. V., Düsseldorf
Forschungsergebnisse über das Beizen von Blechen
1953, 48 Seiten, 38 Abb., 2 Tabellen, DM 11,30

HEFT 44
Arbeitsgemeinschaft für praktische Dehnungsmessung, Düsseldorf
Eigenschaften und Anwendungen von Dehnungsmeßstreifen
1953, 68 Seiten, 43 Abb., 2 Tabellen, DM 13,70

HEFT 45
Losenhausenwerk Dusseldorfer Maschinenbau AG., Düsseldorf
Untersuchungen von storenden Einflussen auf die Lastgrenzenanzeige von Dauerschwingprufmaschinen
1953, 36 Seiten, 11 Abb., 3 Tabellen, DM 7,25

HEFT 46
Prof. Dr. W. Fuchs, Aachen
Untersuchungen über die Aufbereitung von Wasser für die Dampferzeugung in Benson-Kesseln
1953, 58 Seiten, 18 Abb., 9 Tabellen, DM 11,20

HEFT 47
Prof. Dr.-Ing. K. Krekeler, Aachen
Versuche über die Anwendung der induktiven Erwärmung zum Sintern von hochschmelzenden Metallen sowie zur Anlegierung und Vergütung von aufgespritzten Metallschichten mit dem Grundwerkstoff
1954, 66 Seiten, 39 Abb., DM 13,90

HEFT 48
Max-Planck-Institut fur Eisenforschung, Düsseldorf
Spektrochemische Analyse der Gefugebestandteile in Stählen nach ihrer Isolierung
1953, 38 Seiten, 8 Abb., 5 Tabellen, DM 7,80

HEFT 49
Max-Planck-Institut für Eisenforschung, Dusseldorf
Untersuchungen über Ablauf der Desoxydation und die Bildung von Einschlüssen in Stahlen
1953, 52 Seiten, 19 Abb., 3 Tabellen, DM 12,40

HEFT 50
Max-Planck-Institut für Eisenforschung, Düsseldorf
Flammenspektralanalytische Untersuchung der Ferritzusammensetzung in Stählen
1953, 44 Seiten, 15 Abb., 4 Tabellen, DM 8,60

HEFT 51
Verein zur Förderung von Forschungs- und Entwicklungsarbeiten in der Werkzeugindustrie e. V., Remscheid
Untersuchungen an Kreissägeblättern für Holz, Fehler- und Spannungsprüfverfahren
1953, 50 Seiten, 23 Abb., DM 10,—

HEFT 52
Forschungsstelle für Acetylen, Dortmund
Untersuchungen uber den Umsatz bei der explosiblen Zersetzung von Azetylen
a) Zersetzung von gasförmigem Azetylen
b) Zersetzung von an Silikagel absorbiertem Azetylen
1954, 48 Seiten, 8 Abb., 10 Tabellen, DM 9,25

HEFT 53
Professor Dr.-Ing. H. Opitz, Aachen
Reibwert und Verschleißmessungen an Kunststoffgleitführungen für Werkzeugmaschinen
1954, 38 Seiten, 18 Abb., DM 8,20

HEFT 54
Professor Dr.-Ing. F. A. F. Schmidt, Aachen
Schaffung von Grundlagen fur die Erhohung der spez. Leistung und Herabsetzung des spez. Brennstoffverbrauches bei Ottomotoren mit Teilbericht uber Arbeiten an einem neuen Einspritzverfahren
1954, 34 Seiten, 15 Abb., DM 7,40

HEFT 55
Forschungsgesellschaft Blechverarbeitung e. V., Düsseldorf
Chemisches Glanzen von Messing und Neusilber
1954, 50 Seiten, 21 Abb., 1 Tabelle, DM 10,20

HEFT 56
Forschungsgesellschaft Blechverarbeitung e. V., Düsseldorf
Untersuchungen über einige Probleme der Behandlung von Blechoberflachen
1954, 52 Seiten, 42 Abb., DM 11,20

HEFT 57
Prof. Dr.-Ing. F. A. F. Schmidt, Aachen
Untersuchungen zur Erforschung des Einflusses des chemischen Aufbaues des Kraftstoffes auf sein Verhalten im Motor und in Brennkammern von Gasturbinen
1954, 70 Seiten, 32 Abb., DM 14,60

HEFT 58
Gesellschaft für Kohlentechnik mbH., Dortmund
Herstellung und Untersuchung von Steinkohlenschwelteer
1954, 74 Seiten, 9 Abb., 9 Tabellen, DM 13,75

HEFT 59
Forschungsinstitut der Feuerfest-Industrie e. V., Bonn
Ein Schnellanalysenverfahren zur Bestimmung von Aluminiumoxyd, Eisenoxyd und Titanoxyd in feuerfestem Material mittels organischer Farbreagenzien auf photometrischem Wege
Untersuchungen des Alkali-Gehaltes feuerfester Stoffe mit dem Flammenphotometer nach Riehm-Lange
1954, 62 Seiten, 12 Abb., 3 Tabellen, DM 11,60

HEFT 60
Forschungsgesellschaft Blechverarbeitung e. V., Dusseldorf
Untersuchungen uber das Spritzlackieren im elektrostatischen Hochspannungsfeld
1954, 82 Seiten, 53 Abb., 7 Tabellen, DM 17,—

HEFT 61
Verein zur Förderung von Forschungs- und Entwicklungsarbeiten in der Werkzeugindustrie e. V., Remscheid
Schwingungs- und Arbeitsverhalten von Kreissageblättern fur Holz
1954, 54 Seiten, 31 Abb., DM 11,40

HEFT 62
Professor Dr. W. Franz, Institut fur theoretische Physik der Universitat Munster
Berechnung des elektrischen Durchschlags durch feste und flussige Isolatoren
1954, 36 Seiten, DM 7,—

HEFT 63
Textilforschungsanstalt Krefeld
Neue Methoden zur Untersuchung der Wirkungsweise von Textilhilfsmitteln
Untersuchungen über Schlichtungs- und Entschlichtungsvorgange
1954, 34 Seiten, 1 Abb., 5 Tabellen, DM 6,80

HEFT 64
Textilforschungsanstalt Krefeld
Die Kettenlängenverteilung von hochpolymeren Faserstoffen
Über die fraktionierte Fällung von Polyamiden
1954, 44 Seiten, 13 Abb., DM 8,60

HEFT 65
Fachverband Schneidwarenindustrie, Solingen
Untersuchungen über das elektrolytische Polieren von Tafelmesserklingen aus rostfreiem Stahl
1954, 90 Seiten, 38 Abb., 9 Tabellen, DM 17,35

HEFT 66
Dr.-Ing. P. Fusgen VDI †, Dusseldorf
Untersuchungen über das Auftreten des Ratterns bei selbsthemmenden Schneckengetrieben und seine Verhutung
1954, 32 Seiten, 5 Abb., DM 6,60

HEFT 67
Heinrich Wösthoff o. H. G., Apparatebau, Bochum
Entwicklung einer chemisch-physikalischen Apparatur zur Bestimmung kleinster Kohlenoxyd-Konzentrationen
1954, 94 Seiten, 48 Abb., 2 Tabellen, DM 18,25

HEFT 68
Kohlenstoffbiologische Forschungsstation e. V., Essen
Algengroßkulturen im Sommer 1952
II. Uber die unsterile Großkultur von Scenedesmus obliquus
1954, 62 Seiten, 3 Abb., 29 Tabellen, DM 11,40

HEFT 69
Wäschereiforschung Krefeld
Bestimmung des Faserabbaues bei Leinen unter besonderer Berucksichtigung der Leinengarnbleiche
1954, 48 Seiten, 15 Abb., 3 Tabellen, DM 9,60

HEFT 70
Waschereiforschung Krefeld
Trocknen von Waschestoffen
1954, 52 Seiten, 18 Abb., 3 Tabellen, DM 10,—

HEFT 71
Prof. Dr.-Ing. K. Leist, Aachen
Kleingasturbinen, insbesondere zum Fahrzeugantrieb
1954, 114 Seiten, 85 Abb., DM 22,—

HEFT 72
Prof. Dr.-Ing. K. Leist, Aachen
Beitrag zur Untersuchung von stehenden geraden Turbinengittern mit Hilfe von Druckverteilungsmessungen
1954, 152 Seiten, 111 Abb., DM 36,20

HEFT 73
Prof. Dr.-Ing. K. Leist, Aachen
Spannungsoptische Untersuchungen von Turbinenschaufelfüßen
1954, 66 Seiten, 46 Abb., 2 Tabellen, DM 14,60

HEFT 74
Max-Planck-Institut fur Eisenforschung, Dusseldorf
Versuche zur Klärung des Umwandlungsverhaltens eines sonderkarbidbildenden Chromstahls
1954, 58 Seiten, 10 Abb., DM 14,—

HEFT 75
Max-Planck-Institut für Eisenforschung, Dusseldorf
Zeit-Temperatur-Umwandlungs-Schaubilder als Grundlage der Wärmebehandlung der Stahle
1954, 44 Seiten, 13 Abb., DM 8,70

HEFT 76
Max-Planck-Institut fur Arbeitsphysiologie, Dortmund
Arbeitstechnische und arbeitsphysiologische Rationalisierung von Mauersteinen
1954, 52 Seiten, 12 Abb., 3 Tabellen, DM 10,20

HEFT 77
Meteor Apparatebau Paul Schmeck GmbH., Siegen
Entwicklung von Leuchtstoffrohren hoher Leistung
1954, 46 Seiten, 12 Abb., 2 Tabellen, DM 9,15

HEFT 78
Forschungsstelle fur Acetylen, Dortmund
Über die Zustandsgleichung des gasformigen Acetylens und das Gleichgewicht Acetylen — Aceton
1954, 42 Seiten, 3 Abb., 8 Tabellen, DM 8,—

HEFT 79
Techn.-Wissenschaftl. Buro fur die Bastfaserindustrie, Bielefeld
Trocknung von Leinengarnen III
Spinnspulen- und Spinnkopstrocknung
Vorgang und Einwirkung auf die Garnqualitat
1954, 74 Seiten, 18 Abb., 10 Tabellen, DM 14,—

HEFT 80
Techn.-Wissenschaftl. Büro für die Bastfaserindustrie, Bielefeld
Die Verarbeitung von Leinengarn auf Webstühlen mit und ohne Oberbau
1954, 30 Seiten, 2 Abb., 2 Tabellen, DM 6,—

HEFT 81
Prüf- und Forschungsinstitut für Ziegeleierzeugnisse, Essen-Kray
Die Einführung des großformatigen Einheits-Gitterziegels im Lande Nordrhein-Westfalen
1954, 54 Seiten, 2 Abb., 2 Tabellen, DM 10,—

HEFT 82
Vereinigte Aluminium-Werke AG., Bonn
Forschungsarbeiten auf dem Gebiet der Veredelung von Aluminium-Oberflächen
1954, 46 Seiten, 34 Abb., DM 9,60

HEFT 83
Prof. Dr. S. Strugger, Münster
Über die Struktur der Proplastiden
1954, 30 Seiten, 15 Abb., DM 8,40

HEFT 84
Dr. H. Baron, Düsseldorf
Über Standardisierung von Wundtextilien
1954, 32 Seiten, DM 6,40

HEFT 85
Textilforschungsanstalt Krefeld
Physikalische Untersuchungen an Fasern, Fäden, Garnen und Geweben:
Untersuchungen am Knickscheuergerät nach Weltzien
1954, 40 Seiten, 11 Abb., 8 Tabellen, DM 10,—

HEFT 86
Prof. Dr.-Ing. H. Opitz, Aachen
Untersuchungen über das Fräsen von Baustahl sowie über den Einfluß des Gefüges auf die Zerspanbarkeit
1954, 108 Seiten, 73 Abb., 7 Tabellen, DM 22,—

HEFT 87
Gemeinschaftsausschuß Verzinken, Düsseldorf
Untersuchungen über Güte von Verzinkungen
1954, 68 Seiten, 56 Abb., 3 Tabellen, DM 15,30

HEFT 88
Gesellschaft für Kohlentechnik mbH., Dortmund-Eving
Oxydation von Steinkohle mit Salpetersäure
1954, 62 Seiten, 2 Abb., 1 Tabelle, DM 11,50

HEFT 89
Verein Deutscher Ingenieure, Gleitlagerforschung, Düsseldorf und Prof. Dr.-Ing. G. Vogelpohl, Göttingen
Versuche mit Preßstoff-Lagern für Walzwerke
1954, 70 Seiten, 34 Abb., DM 14,10

HEFT 90
Forschungs-Institut der Feuerfest-Industrie, Bonn
Das Verhalten von Silikasteinen im Siemens-Martin-Ofengewölbe
1954, 62 Seiten, 15 Abb., 11 Tabellen, DM 11,90

HEFT 91
Forschungs-Institut der Feuerfest-Industrie, Bonn
Untersuchungen des Zusammenhangs zwischen Leistung und Kohlenverbrauch von Kammeröfen zum Brennen von feuerfesten Materialien
1954, 42 Seiten, 6 Abb., DM 8,30

HEFT 92
Techn.-Wissenschaftl. Büro für die Bastfaserindustrie, Bielefeld und Laboratorium für textile Meßtechnik, M.-Gladbach
Messungen von Vorgängen am Webstuhl
1954, 76 Seiten, 45 Abb., DM 15,50

HEFT 93
Prof. Dr. W. Kast, Krefeld
Spinnversuche zur Strukturerfassung künstlicher Zellulosefasern
1954, 82 Seiten, 39 Abb., 6 Tabellen, DM 16,—

HEFT 94
Prof. Dr. G. Winter, Bonn
Die Heilpflanzen des MATTHIOLUS (1611) gegen Infektionen der Harnwege und Verunreinigung der Wunden bzw. zur Förderung der Wundheilung im Lichte der Antibiotikaforschung
1954, 58 Seiten, 1 Abb., 2 Tabellen, DM 11,50

HEFT 95
Prof. Dr. G. Winter, Bonn
Untersuchungen über die flüchtigen Antibiotika aus der Kapuziner- (Tropaeolum maius) und Gartenkresse (Lepidium sativum) und ihr Verhalten im menschlichen Körper bei Aufnahme von Kapuziner- bzw. Gartenkressensalat per os
1955, 74 Seiten, 9 Abb., 25 Tabellen, DM 14,—

HEFT 96
Dr.-Ing. P. Koch, Dortmund
Austritt von Exoelektronen aus Metalloberflächen unter Berücksichtigung der Verwendung des Effektes für die Materialprufung
1954, 34 Seiten, 13 Abb., DM 7,—

HEFT 97
Ing. H. Stein, Laboratorium für textile Meßtechnik, M.-Gladbach
Untersuchung der Verzugsvorgange an den Streckwerken verschiedener Spinnereimaschinen
2. Bericht: Ermittlung der Haft-Gleiteigenschaften von Faserbändern und Vorgarnen
1955, 98 Seiten, 54 Abb., DM 21,—

HEFT 98
Fachverband Gesenkschmieden, Hagen
Die Arbeitsgenauigkeit beim Gesenkschmieden unter Hämmern
1955, 132 Seiten, 55 Abb., 9 Tabellen, DM 24,75

HEFT 99
Prof. Dr.-Ing. G. Garbotz, Aachen
Der Kraft- und Arbeitsaufwand sowie die Leistungen beim Biegen von Bewehrungsstählen in Abhängigkeit von den Abmessungen, den Formen und der Güte der Stähle (Ermittlung von Leistungsrichtlinien)
1955, 136 Seiten, 53 Abb., 3 Anlagen, 18 Tabellen, DM 30,—

HEFT 100
Prof. Dr.-Ing. H. Opitz, Aachen
Untersuchungen von elektrischen Antrieben, Steuerungen und Regelungen an Werkzeugmaschinen
1955, 166 Seiten, 71 Abb., 3 Tabellen, DM 31,30

HEFT 101
Prof. Dr.-Ing. H. Opitz, Aachen
Wirtschaftlichkeitsbetrachtungen beim Außenrundschleifen
1955, 100 Seiten, 56 Abb., 3 Tabellen, DM 19,30

HEFT 102
Dr. P. Hölemann, Ing. R. Hasselmann und Ing. G. Dix, Dortmund
Untersuchungen über die thermische Zündung von explosiblen Acetylenzersetzungen in Kapillaren
1954, 44 Seiten, 5 Abb., 4 Tabellen, DM 8,60

HEFT 103
Prof. Dr. W. Weizel, Bonn
Durchführung von experimentellen Untersuchungen über den zeitlichen Ablauf von Funken in komprimierten Edelgasen sowie zu deren mathematischen Berechnung
1955, 46 Seiten, 12 Abb., DM 9,10

HEFT 104
Prof. Dr. W. Weizel, Bonn
Über den Einfluß der Elektroden auf die Eigenschaften von Cadmium-Sulfid-Widerstands-Photozellen
1955, 48 Seiten, 12 Abb., DM 9,45

HEFT 105
Dr.-Ing. R. Meldau, Harsewinkel/Westf.
Auswertung von Gekörn — Analysen des Musterstaubes „Flugasche Fortuna I"
1955, 42 Seiten, 14 Abb., DM 8,50

HEFT 106
ORR. Dr.-Ing. W. Küch, Dortmund
Untersuchungen über die Einwirkung von feuchtigkeitsgesättigter Luft auf die Festigkeit von Leimverbindungen
1954, 60 Seiten, 10 Abb., 6 Tabellen, DM 11,40

HEFT 107
Prof. Dr. H. Lange und Dipl.-Phys. P. St. Pütter, Köln
Über die Konstruktion von Laboratoriumsmagneten
1955, 66 Seiten, 19 Abb., 1 Tabelle, DM 12,30

HEFT 108
Prof. Dr. W. Fuchs, Aachen
Untersuchungen über neue Beizmethoden und Beizabwässer
I. Die Entzunderung von Drähten mit Natriumhydrid
II. Die Aufbereitung von Beizabwässern
1955, 82 S., 15 Abb., 14 Tabellen, 1 Falttafel, DM 15,25

HEFT 109
Dr. P. Hölemann und Ing. R. Hasselmann, Dortmund
Untersuchungen über die Löslichkeit von Azetylen in verschiedenen organischen Lösungsmitteln
1954, 42 Seiten, 10 Abb., 8 Tabellen, DM 8,30

HEFT 110
Dr. P. Hölemann und Ing. R. Hasselmann, Dortmund
Untersuchungen über den Druckverlauf bei der explosiblen Zersetzung von gasförmigem Azetylen
1955, 54 Seiten, 10 Abb., 5 Tabellen, DM 11,—

HEFT 111
Fachverband Steinzeugindustrie, Köln
Die Entwicklung eines Gerätes zur Beschickung seitlicher Feuer von Steinzeug-Einzelkammeröfen mit festen Brennstoffen
1955, 46 Seiten, 16 Abb., DM 9,40

HEFT 112
Prof. Dr.-Ing. H. Opitz, Aachen
Verschleißmessungen beim Drehen mit aktivierten Hartmetallwerkzeugen
1954, 44 Seiten, 17 Abb., 6 Tabellen, DM 8,80

HEFT 113
Prof. Dr. O. Graf, Dortmund
Erforschung der geistigen Ermudung und nervösen Belastung: Studien über die vegetative 24-Stunden-Rhythmik in Ruhe und unter Belastung
1955, 40 Seiten, 12 Abb., DM 8,20

HEFT 114
Prof. Dr. O. Graf, Dortmund
Studien über Fließarbeitsprobleme an einer praxisnahen Experimentieranlage
1954, 34 Seiten, 6 Abb., DM 7,—

HEFT 115
Prof. Dr. O. Graf, Dortmund
Studium über Arbeitspausen in Betrieben bei freier und zeitgebundener Arbeit (Fließarbeit) und ihre Auswirkung auf die Leistungsfähigkeit
1955, 50 Seiten, 13 Abb., 2 Tabellen, DM 9,80

HEFT 116
Prof. Dr.-Ing. E. Siebel und Dr.-Ing. H. Weiss, Stuttgart
Untersuchungen an einigen Problemen des Tiefziehens — I. Teil
1955, 74 Seiten, 50 Abb., 5 Tabellen, DM 14,50

HEFT 117
Dr.-Ing. H. Beißwänger, Stuttgart, und Dr.-Ing. S. Schwandt, Trier
Untersuchungen an einigen Problemen des Tiefziehens — II. Teil
1955, 92 Seiten, 34 Abb., 8 Tabellen, DM 17,70

HEFT 118
Prof. Dr. E. A. Müller und Dr. H. G. Wenzel, Dortmund
Neuartige Klima-Anlage zur Erzeugung ungleicher Luft- und Strahlungstemperaturen in einem Versuchsraum
1955, 68 Seiten, 10 z. T. mehrfarb. Abb., DM 14,—

HEFT 119
Dr.-Ing. O. Viertel, Krefeld
Wäscherei- und energietechnische Untersuchung einer Gemeinschafts-Waschanlage
1955, 50 Seiten, 18 Abb., DM 10,20

HEFT 120
Dipl.-Ing. A. Weisbecker, Lüdenscheid
Über Anfressung an Reinstaluminium-Schweißnähten bei der elektrolytischen Oxydation
Gebr. Hörstermann GmbH., Velbert
Entwicklung und Erprobung eines neuartigen Gummibandforderers
1955, 46 Seiten, 18 Abb., DM 9,70

HEFT 121
Dr. H. Krebs, Bonn
I. Die Struktur und die Eigenschaften der Halbmetalle
II. Die Bestimmung der Atomverteilung in amorphen Substanzen
III. Die chemische Bindung in anorganischen Festkörpern und das Entstehen metallischer Eigenschaften
1955, 124 Seiten, 36 Abb., 13 Tabellen, DM 22,90

HEFT 122
Prof. Dr. W. Fuchs, Aachen
Untersuchungen zur Verbesserung der Wasseraufbereitung und Wasseranalyse:
Über die Schnellbewertung von Ionenaustauscher
1955, 62 Seiten, 32 Abb., DM 12,30

HEFT 123
Dipl.-Ing. J. Emondts, Aachen
Über Bodenverformungen bei stark gestörtem und mächtigem, wasserführendem Deckgebirge im Aachener Steinkohlengebiet
1955, 196 Seiten, 37 Abb., 10 Tabellen, DM 28,80

HEFT 124
Prof. Dr. R. Seyffert, Koln
Wege und Kosten der Distribution der Hausratwaren im Lande Nordrhein-Westfalen
1955, 74 Seiten, 25 Tabellen, DM 9,—

WESTDEUTSCHER VERLAG · KÖLN UND OPLADEN

HEFT 125
Prof. Dr. E. Kappler, Münster
Eine neue Methode zur Bestimmung von Kondensations-Koeffizienten von Wasser
1955, 46 Seiten, 11 Abb., 1 Tabelle, DM 9,10

HEFT 126
Prof. Dr.-Ing. J. Mathieu, Aachen
Arbeitszeitvergleich
Grundlagen, Methodik und praktische Durchfuhrung
1955, 70 Seiten, DM 13,—

HEFT 127
Güteschutz Betonstein e. V., Arbeitskreis Nordrhein-Westfalen, Dortmund
Die Betonwaren-Gütesicherung im Lande Nordrhein-Westfalen
1955, 58 Seiten, 15 Abb., 3 Tabellen, DM 11,50

HEFT 128
Prof. Dr. O. Schmitz-DuMont, Bonn
Untersuchungen über Reaktionen in flüssigem Ammoniak
1955, 96 Seiten, 11 Abb., 6 Tabellen, DM 17,75

HEFT 129
Prof. Dr.-Ing. J. Mathieu und Dr. C. A. Roos, Aachen
Die Anlernung von Industriearbeitern
I. Ergebnisse einer grundsätzlichen Untersuchung der gegenwärtigen Industriearbeiter-Kurzanlernung
1955, 106 Seiten, DM 19,70

HEFT 130
Prof. Dr.-Ing. J. Mathieu und Dr. C. A. Roos, Aachen
Die Anlernung von Industriearbeitern
II. Beiträge zur Methodenfrage der Kurzanlernung
1955, 108 Seiten, DM 19,90

HEFT 131
Dr. W. Hoerburger, Köln
Versuche zur Biosynthese von Eiweiß aus Kohlenwasserstoff
1955, 34 Seiten, 2 Abb., DM 6,90

HEFT 132
Prof. Dr. W. Seith, Münster
Über Diffusionserscheinungen in festen Metallen
1955, 42 Seiten, 19 Abb., 4 Tabellen, DM 9,10

HEFT 133
Prof. Dr. E. Jenckel, Aachen
Über einen für Schwermetalle selektiven Ionenaustauscher
1955, 48 Seiten, 8 Abb., 13 Tabellen, DM 9,50

HEFT 134
Prof. Dr.-Ing. H. Winterhager, Aachen
Über die elektrochemischen Grundlagen der Schmelzfluß-Elektrolyse von Bleisulfid in geschmolzenen Mischungen mit Bleichlorid
1955, 54 Seiten, 20 Abb., 5 Tabellen, DM 11,80

HEFT 135
Prof. Dr.-Ing. K. Krekeler und Dr.-Ing. H. Peukert, Aachen
Die Änderung der mechanischen Eigenschaften thermoplastischer Kunststoffe durch Warmrecken
1955, 54 Seiten, 27 Abb., DM 11,10

HEFT 136
Dipl.-Phys. P. Pilz, Remscheid
Über spezielle Probleme der Zerkleinerungstechnik von Weichstoffen
1955, 58 Seiten, 19 Abb., 2 Tabellen, DM 11,50

HEFT 137
Prof. Dr. W. Baumeister, Münster
Beiträge zur Mineralstoffernährung der Pflanzen
1955, 64 Seiten, 6 Tabellen, DM 11,80

HEFT 138
Dr. P. Hölemann und Ing. R. Hasselmann, Dortmund
Untersuchungen über die Zersetzungswärme von gasförmigem und in Azeton gelöstem Azetylen
1955, 54 Seiten, 8 Abb., 7 Tabellen, DM 10,40

HEFT 139
Prof. Dr. W. Fuchs, Aachen
Studien über die thermische Zersetzung der Kohle und die Kohlendestillatprodukte
1955, 64 Seiten, 20 Abb., 22 Tabellen, DM 11,80

HEFT 140
Dr.-Ing. G. Hausberg, Essen
Modellversuche an Zyklonen
1955, 78 Seiten, 24 Abb., DM 15,70

HEFT 141
Dr. J. van Calker und Dr. R. Wienecke, Münster
Untersuchungen über den Einfluß dritter Analysenpartner auf die spektrochemische Analyse
1955, 42 Seiten, 15 Abb., DM 9,10

HEFT 142
Dipl.-Ing. G. M. F. Wiebel, Hannover, A. Konermann und A. Ottenheym, Sennelager
Entwicklung eines Kalksandleichtsteines
1955, 38 Seiten, 4 Abb., DM 8,—

HEFT 143
Prof. Dr. F. Wever, Dr. A. Rose und Dipl.-Ing. W. Straßburg, Düsseldorf
Härtbarkeit und Umwandlungsverhalten der Stähle
1955, 50 Seiten, 12 Abb., 3 Tabellen, DM 10,70

HEFT 144
Prof. Dr. H. Wurmbach, Bonn
Steuerung von Wachstum und Formbildung
1955, 48 Seiten, 19 Abb., DM 10,30

HEFT 145
Dr. G. Hennemann, Werdohl (Westf.)
Beitrag zur Interpretation der modernen Atomphysik
1955, 34 Seiten, DM 10,—

HEFT 146
Dr.-Ing. F. Gruß, Düsseldorf
Sterilisation mit Heißluft
1955, 34 Seiten, 10 Abb., DM 7,70

HEFT 147
Dr.-Ing. W. Rudisch, Unna
Untersuchung einer drehelastischen Elektromagnet-Synchronkupplung
1955, 82 Seiten, 65 Abb., DM 17,70

HEFT 148
Prof. Dr. H. Bittel u. Dipl.-Phys. L. Storm, Münster
Untersuchungen über Widerstandsrauschen
1955, 40 Seiten, 5 Abb., DM 8,40

HEFT 149
Dipl.-Ing. K. Konopicky und Dipl.-Chem. P. Kampa, Bonn
I. Beitrag zur flammenphotometrischen Bestimmung des Calciums.
Dr.-Ing. K. Konopicky, Bonn
II. Die Wanderung von Schlackenbestandteilen in feuerfesten Baustoffen
1955, 54 Seiten, 10 Abb., 5 Tabellen, DM 11,—

HEFT 150
Prof. Dr.-Ing. O. Kienzle und Dipl.-Ing. W. Timmerbeil, Hannover
Das Durchziehen enger Kragen an ebenen Fein- und Mittelblechen
1955, 52 Seiten, 20 Abb., 8 Tabellen, DM 11,30

HEFT 151
Dipl.-Ing. P. Karabasch, Aachen
Feststellung des optimalen Gasgehaltes von Bronzen zur Erzielung druckdichter Gußstücke
1956, 64 Seiten, 31 Abb., 5 Tabellen, DM 13,90

HEFT 152
Dipl.-Ing. G. Müller, Köln
Ermittlung der Laufeigenschaften (Vergießbarkeit) von Bronze und Rotguß mittels der Schneider-Gießspirale
1955, 60 Seiten, 33 Abb., DM 13,30

HEFT 153
Prof. Dr. F. Wever, Dr.-Ing. W. A. Fischer und Dipl.-Ing. J. Engelbrecht, Düsseldorf
I. Die Reduktion sauerstoffhaltiger Eisenschmelzen im Hochvakuum mit Wasserstoff und Kohlenstoff
II. Einfluß geringer Sauerstoffgehalte auf das Gefüge und Alterungsverhalten von Reineisen
1955, 54 Seiten, 15 Abb., 2 Tabellen, DM 12,40

HEFT 154
Prof. Dr.-Ing. P. Bardenheuer und Dr.-Ing. W. A. Fischer, Düsseldorf
Die Verschlackung von Titan aus Stahlschmelzen im sauren und basischen Hochfrequenzofen unter verschiedenen Schlacken
1955, 36 Seiten, 10 Abb., 1 Tabelle, DM 7,95

HEFT 155
Dipl.-Phys. K. H. Schirmer, Munchen
Die auf Grau abgestimmte Farbwiedergabe im Dreifarbenbuchdruck
1955, 46 Seiten, 17 Abb., 2 Farbtafeln, DM 10,—

HEFT 156
Prof. Dr.-Ing. B. von Borries und Mitarbeiter, Düsseldorf
Die Entwicklung regelbarer permanentmagnetischer Elektronenlinsen hoher Brechkraft und eines mit ihnen ausgerusteten Elektronenmikroskopes neuer Bauart
1956, 102 Seiten, 52 Abb., DM 22,55

HEFT 157
Dr. W. Jawtusch, Dr. G. Schuster und Prof. Dr.-Ing. R. Jaeckel, Bonn
Untersuchungen über die Stoßvorgänge zwischen neutralen Atomen und Molekülen
1955, 48 Seiten, 15 Abb., 3 Tabellen, DM 10,50

HEFT 158
Dipl.-Ing. W. Rosenkranz, Meinerzhagen
Ein Beitrag zum Problem der Spannungskorrosion bei Preßprofilen und Preßteilen aus Aluminium-Legierungen
1956, 112 Seiten, 61 Abb., 5 Tabellen, DM 27,40

HEFT 159
Dr.-Ing. O. Viertel und O. Oldenroth, Krefeld
Das Bleichen von Weißwäsche mit Wasserstoffsuperoxyd bzw. Natriumhypochlorit beim maschinellen Waschen
1955, 54 Seiten, 23 Abb., 2 Tabellen, DM 11,45

HEFT 160
Prof. Dr. W. Klemm, Münster
Über neue Sauerstoff- und Fluor-haltige Komplexe
1955, 50 Seiten, 13 Abb., 7 Tabellen, DM 10,80

HEFT 161
Prof. Dr. W. Weltzien und Dr. G. Hauschild, Krefeld
Über Silikone und ihre Anwendung in der Textilveredlung
1955, 162 Seiten, 22 Abb., 10 Tabellen, DM 27,—

HEFT 162
Prof. Dr. F. Wever, Prof. Dr. A. Kochendörfer und Dr.-Ing. Chr. Rohrbach, Düsseldorf
Kennzeichnung der Sprödbruchneigung von Stählen durch Messung der Fließspannung, Reißspannung und Brucheinschnürung an dreiachsig beanspruchten Proben
1955, 58 Seiten, 26 Abb., DM 13,—

HEFT 163
Dipl.-Ing. W. Rohs und Text.-Ing. H. Griese, Bielefeld
Untersuchungsarbeiten zur Verbesserung des Leinenwebstuhls III
1955, 80 Seiten, 15 Abb., 18 Tabellen, DM 15,80

HEFT 164
Dr.-Ing. H. Schmachtenberg, Köln
Neuartige Prüfeinrichtungen für Kraftfahrzeuge
1955, 44 Seiten, 23 Abb., DM 9,60

HEFT 165
Dr.-Ing. W. Wilhelm, Aachen
Instationäre Gasströmung im Auspuffsystem eines Zweitaktmotors
1955, 62 Seiten, 31 Abb., 8 Tabellen, DM 13,60

HEFT 166
Prof. Dr. M. v. Stackelberg, Dr. H. Heindze, Dr. H. Hübschke und Dr. K. H. Frangen, Bonn
Kolloidchemische Untersuchungen
1955, 106 Seiten, 8 Abb., 13 Tabellen, DM 21,25

HEFT 167
Prof. Dr.-Ing. F. Schuster, Essen
I. Über die Heißkarburierung von Brenngasen mit Ölen und Teeren
II. Die Strahlungsvorgänge in brennstoffbeheizten Öfen bei verschiedenen Verbrennungsatmosphären
1955, 38 Seiten, 8 Abb., DM 8,30

HEFT 168
Prof. Dr.-Ing. F. Schuster, Essen
I. Luftvorwärmung an Gasfeuerungen
II. Heizwerthöhe von Brenngasen und Wirkungsgrad sowie Gasverbrauch bei der Gasverwendung
III. Sauerstoffangereicherte Luft und feuerungstechnische Kenngrößen von Brenngasen
1955, 60 Seiten, 18 Abb., DM 12,50

HEFT 169
Forschungsinstitut fur Pigmente und Lacke, Stuttgart
Arbeiten uber die Bestimmung des Gebrauchswertes von Lackfilmen durch physikalische Prüfungen
1955, 70 Seiten, 23 Abb., 4 Tabellen, DM 15,—

HEFT 170
Prof. Dr. F. Wever, Dr. A. Rose und Dipl.-Ing L. Rademacher, Düsseldorf
Anwendung der Umwandlungsschaubilder auf Fragen der Werkstoffauswahl beim Schweißen und Flammhärten
1955, 64 Seiten, 25 Abb., DM 13,70

WESTDEUTSCHER VERLAG · KÖLN UND OPLADEN

HEFT 171
Wäschereiforschung Krefeld
Untersuchung der Wäscheentwässerung mit Hilfe von Zentrifugen und Pressen
1955, 42 Seiten, 16 Abb., 4 Tabellen, DM 9,70

HEFT 172
Dipl.-Ing. W. Rohs, Dr.-Ing. G. Satlow und Text.-Ing. G. Heller, Bielefeld
Trocknung von Hanfgarnen. Kreuzspultrocknung
1955, 60 Seiten, 7 Abb., 4 Tabellen, DM 10,30

HEFT 173
Prof. Dr. R. Hosemann und Dipl.-Phys. G. Schoknecht, Berlin, vorgelegt von Prof. Dr. W. Kast, Krefeld
Lichtoptische Herstellung und Diskussion der Faltungsquadrate parakristalliner Gitter
1956, 108 Seiten, 63 Abb., 6 Tabellen, DM 24,70

HEFT 174
Prof. Dr. W. von Fragstein, Dr. J. Meingast und H. Hoch, Köln
Herstellung von Solen einheitlicher Teilchengröße und Ermittlung ihrer optischen Eigenschaften
1955, 78 Seiten, 80 Abb., 4 Tabellen, DM 18,25

HEFT 175
Dr.-Ing. H. Zeller, Aachen
Beitrag zur eindimensionalen stationären und nichtstationären Gasströmung mit Reibung und Wärmeleitung, insbesondere in Rohren mit unstetigen Querschnittsänderungen.
1956, 138 Seiten, 56 Abb., DM 29,30

HEFT 176
Dipl.-Ing. H. Schöberl, Duisburg
Über die Methoden zur Ermittlung der Verbrennungstemperatur von Brennstoffen und ein Vorschlag zu ihrer Verbesserung
1955, 30 Seiten, 3 Abb., DM 6,50

HEFT 177
Dipl.-Ing. H. Stüdemann, Solingen, und Dr.-Ing. W. Müchler, Essen
Entwicklung eines Verfahrens zur zahlenmäßigen Bestimmung der Schneideigenschaften von Messerklingen
1956, 104 Seiten, 68 Abb., 4 Tabellen, DM 22,20

HEFT 178
Prof. Dr. M. von Stackelberg u. Dr. W. Hans, Bonn
Untersuchungen zur Ausarbeitung und Verbesserung von polarographischen Analysenmethoden
1955, 46 Seiten, 14 Abb., DM 10,50

HEFT 179
Dipl.-Ing. H. F. Reineke, Bochum
Entwicklungsarbeiten auf dem Gebiete der Meß- und Regeltechnik
1955, 46 Seiten, 10 Abb., DM 10,—

HEFT 180
Dr.-Ing. W. Piepenburg, Dipl.-Ing. B. Bühling und Bauing. J. Behnke, Köln
Putzarbeiten im Hochbau und Versuche mit aktiviertem Mörtel und mechanischem Mörtelauftrag
1955, 116 Seiten, 31 Abb., 68 Tabellen, DM 23,—

HEFT 181
Prof. Dr. W. Franz, Münster
Theorie der elektrischen Leitvorgänge in Halbleitern und isolierenden Festkörpern bei hohen elektrischen Feldern
1955, 28 Seiten, 2 Abb., 1 Tabelle, DM 6,20

HEFT 182
Dr.-Ing. P. Schenk u. Dr. K. Osterloh, Düsseldorf
Katalytisch-thermische Spaltung von gasförmigen und flüssigen Kohlenwasserstoffen zur Spitzengaserzeugung
1955, 50 Seiten, 11 Abb., 11 Tabellen, DM 10,90

HEFT 183
Dr. W. Bornheim, Köln
Entwicklungsarbeiten an Flaschen- und Ampullen-Behandlungsmaschinen für die pharmazeutische Industrie
1956, 48 Seiten, 24 Abb., DM 11,70

HEFT 184
Dr.-Ing. E. Printz, Kettwig
Vollhydraulische Parallel-Kupplung für Ackerschlepper
1955, 32 Seiten, 4 Abb., DM 7,80

HEFT 185
Dipl.-Ing. W. Rohs und Text.-Ing. G. Heller, Bielefeld
Studien an einem neuzeitlichen Kreuzspultrockner für Bastfasergarne mit Wiederbefeuchtungszone
1955, 52 Seiten, 9 Abb., 3 Tabellen, DM 10,70

HEFT 186
Dr. E. Wedekind, Krefeld
Untersuchungen zur Arbeitsbestgestaltung bei der Fertigstellung von Oberhemden in gewerblichen Wäschereien
1955, 124 Seiten, 28 Abb., 6 Tabellen, 2 Falttaf., DM 12,—

HEFT 187
Dipl.-Ing. F. Göttgens, Essen
Über die Eigenarten der Bimetall-, Thermo- und Flammenionisationssicherungsmethode in ihrer Anwendung auf Zündsicherungen
1955, 40 Seiten, 6 Abb., 4 Tabellen, DM 8,40

HEFT 188
W. Kinnebrock, Langenberg (Rhld.)
Der Einfluß des Austausches gleicher Gaskochbrenner bzw. Gaskochbrennerteile auf den Wirkungsgrad und insbesondere auf den CO-Gehalt der Verbrennungsgase
1955, 42 Seiten, 7 Tabellen, DM 8,70

HEFT 189
Fa. E. Leybold's Nachfolger, Köln
I. Ausgewählte Kapitel aus der Vakuumtechnik
II. Zum Verlust anorganisch-nichtflüchtiger Substanzen während der Gefriertrocknung
1955, 52 Seiten, 16 Abb., 3 Tabellen, DM 11,20

HEFT 190
Prof. Dr. A. Neuhaus, Prof. Dr. O. Schmitz-DuMont und Dipl.-Chem. H. Reckhard, Bonn
Zur Kenntnis der Alkalititanate
1955, 60 Seiten, 13 Abb., 1 Tabelle, DM 12,20

HEFT 191
Dr. H. Söhngen, Darmstadt
Schwingungsverhalten eines Schaufelkranzes im Vakuum
1955, 36 Seiten, 7 Abb., DM 7,80

HEFT 192
Dipl.-Phys. E. M. Schneider, München
Kohlebogenlampen für Aufnahme und Kopie
1955, 48 Seiten, 21 Abb., 3 Tabellen, DM 10,60

HEFT 193
Prof. Dr. O. Schmitz-DuMont, Bonn
Untersuchungen über neue Pigmentfarbstoffe
1956, 50 Seiten, 16 Abb., 8 Tabellen, DM 11,20

HEFT 194
Dr. K. Hecht, Köln
Entwicklung neuartiger physikalischer Unterrichtsgeräte
1955, 42 Seiten, 16 Abb., DM 9,90

HEFT 195
Dr.-Ing. E. Rößger, Köln
Gedanken über einen neuen deutschen Luftverkehr
1955, 342 Seiten, 29 Abb., 122 Tabellen, DM 50,—

HEFT 196
Dipl.-Ing. W. Rohs und Text.-Ing. H. Griese, Bielefeld
Auswirkungen von Garnfehlern bei der Verarbeitung von Leinengarnen
1955, 36 Seiten, 3 Abb., 6 Tabellen, DM 7,80

HEFT 197
Dr. E. Wedekind, Krefeld
Untersuchungen zur Bestimmung der optimalen Arbeitsplatzgröße bei Mehrstuhlarbeit in der Weberei
1955, 92 Seiten, 34 Abb., DM 18,50

HEFT 198
Prof. Dr. J. Weissinger, Karlsruhe
Zur Aerodynamik des Ringflügels. Die Druckverteilung dünner, fast drehsymmetrischer Flügel in Unterschallströmung
1955, 42 Seiten, 5 Abb., DM 9,—

HEFT 199
Textilforschungsanstalt Krefeld
Die Messung von Gewebetemperaturen mittels Temperaturstrahlung
1955, 50 Seiten, 12 Abb., DM 10,90

HEFT 200
R. Seipenbusch, Langenberg (Rhld.)
Spitzengas durch Zusatz von Flüssiggas-Wassergas- und Flüssiggas-Generatorgas-Gemischen zu Stadtgas
1955, 48 Seiten, 21 Tabellen, DM 10,35

HEFT 201
Dr.-Ing. E. W. Pleines, Frankfurt/Main
Die Sicherheit im Luftverkehr
1956, 194 Seiten, 39 Abb., 19 Tabellen, DM 39,50

HEFT 202
Dipl.-Ing. D. Fiecke, Stuttgart/Zuffenhausen
Die Bestimmung der Flugzeugpolaren für Entwurfszwecke. I Teil: Unterlagen
1956, 216 Seiten, 171 Diagr., DM 59,70

HEFT 203
Dr. G. Wandel, Bonn
Uferbewachsung und Lebendverbauung an den Nordwestdeutschen Kanälen und ihren Zuflussen sowie an der Ruhr
1956, 122 Seiten, 88 Abb., DM 25,70

HEFT 204
Dipl.-Ing. B. Naendorf, Langenberg (Rhld.)
Bestimmung der Brenneigenschaften und des Brennverhaltens verschiedener Gasarten und Einfluß verschiedener Düsengestaltung
1955, 32 Seiten, DM 7,10

HEFT 205
Dr. C. Schaarwächter, Düsseldorf
Über plastische Kupfer-Eisen-Phosphor-Legierungen
1956, 36 Seiten, 10 Abb., 10 Tabellen, DM 8,30

HEFT 206
Dr. P. Hölemann, Ing. R. Hasselmann und Ing. G. Dix, Dortmund
Untersuchungen uber die Vorgange bei der Zersetzung von in Azeton gelostem Azetylen
1956, 74 Seiten, 7 Abb., 7 Tabellen, DM 15,55

HEFT 207
Prof. Dr.-Ing. H. Opitz, Dipl.-Ing. K. H. Fröhlich und Dipl.-Ing. H. Siebel, Aachen
Richtwerte für das Fräsen von unlegierten und legierten Baustählen mit Hartmetall. I. Teil
1956, 48 Seiten, 27 Abb., 3 Tabellen, DM 11,10

HEFT 208
Prof. Dr.-Ing. H. Müller, Essen
Untersuchung von Elektrowärmegeraten fur Laienbedienung hinsichtlich Sicherheit und Gebrauchsfähigkeit. I. Untersuchungen an Kochplatten
1956, 100 Seiten, 76 Abb., 7 Tabellen, DM 22,70

HEFT 209
Dr. K. Bunge, Leverkusen
Materialabbau in Funkenentladungen. Untersuchungen an Zinkkathoden
1956, 54 Seiten, 10 Abb., 5 Tabellen, DM 11,40

HEFT 210
Dr. W. Porschen und Prof. Dr. W. Riezler, Bonn
Langlebige Alphaaktivitäten bei naturlichen Elementen
1955, 40 Seiten, 5 Abb., 4 Tabellen, DM 8,80

HEFT 211
Prof. Dipl.-Ing. W. Sturtzel und Dr.-Ing. W. Graff, Duisburg
Die Versuchsanstalt für Binnenschiffbau, Duisburg
1956, 48 Seiten, 22 Abb., 11,—

HEFT 212
Dipl.-Ing. H. Spodig, Selm
Untersuchung zur Anwendung der Dauermagnete in der Technik
1955, 44 Seiten, 25 Abb., DM 9,80

HEFT 213
Dipl.-Ing. K. F. Rittinghaus, Aachen
Zusammenstellung eines Meßwagens für Bau- und Raumakustik
in Vorbereitung

HEFT 214
Dr.-Ing. J. Endres, München
Berechnung der optimalen Leistungen, Kraftstoffverbräuche und Wirkungsgrade von Einkreis-Turbolader-Strahltriebwerken am Boden und in der Höhe bei Fluggeschwindigkeiten von 0—2000 km/h
1956, 72 Seiten, 18 Abb., 8 Tabellen, DM 15,40

HEFT 215
Prof. Dr.-Ing. H. Opitz und Dr.-Ing. G. Weber, Aachen
Einfluß der Wärmebehandlung von Baustählen auf Spanentstehung, Schnittkraft- und Standzeitverhalten
1956, 80 Seiten, 30 Abb., 10 Tabellen, DM 18,40

HEFT 216
Dr. E. Kloth, Köln
Untersuchungen über die Ausbreitung kurzer Schallimpulse bei der Materialprüfung mit Ultraschall
1956, 90 Seiten, 60 Abb., 4 Tabellen, DM 19,40

HEFT 217
Rationalisierungskuratorium der Deutschen Wirtschaft (RKW), Frankfurt/Main
Typenvielzahl bei Haushaltgeräten und Möglichkeiten einer Beschrankung
1956, 328 Seiten, 2 Abb., 181 Tabellen, DM 49,50

HEFT 218
Dr. F. Keune, Aachen
Bericht über eine Theorie der Stromung um Rotationskorper ohne Anstellung bei Machzahl Eins
1955, 40 Seiten, 8 Abb., 5 Formelblätter, DM 8,80

WESTDEUTSCHER VERLAG · KÖLN UND OPLADEN

HEFT 219
Prof. Dr. W. Fuchs, Aachen
Untersuchungen zur Holzabfallverwertung und zur Chemie des Lignins
1955, 54 Seiten, 11 Abb., 15 Tabellen DM 11,40

HEFT 220
Prof. Dr. W. Fuchs, Aachen
Die Entwicklung neuer Regel- und Kontroll-Apparate zur coulometrischen Analyse
1956, 76 Seiten, 17 Abb. 23 Tabellen, DM 15,50

HEFT 221
Dr. W. Meyer-Eppler, Bonn
Experimentelle Untersuchungen zum Mechanismus von Stimme und Gehör in der lautsprachlichen Kommunikation *1955, 56 Seiten, 24 Abb., DM 13,45*

HEFT 222
Dr. L. Köllner, Münster, und Dipl.-Volkswirt M. Kaiser, Bochum
Die internationale Wettbewerbsfähigkeit der westdeutschen Wollindustrie *1956, 214 Seiten, DM 39,50*

HEFT 223
Dr.-Ing. K. Alberti und Dr. F. Schwarz, Köln
Über das Problem Hartbrand-Weichbrand
1956, 54 Seiten, 25 Abb., 14 Tabellen, DM 12,10

HEFT 224
Dipl.-Ing. H. Studemann und Ing. R. Beu, Solingen
Verfahren zur Prüfung der Korrosionsbeständigkeit von Messerklingen aus rostfreiem Stahl
1956, 82 Seiten, 28 Abb., DM 16,90

HEFT 225
Dr.-Ing. E. Barz, Remscheid
Der Spannungszustand von Gattersägeblättern
1956, 74 Seiten, 54 Abb., DM 16,50

HEFT 226
Technisch-wissenschaftliches Büro für die Bastfaserindustrie, Bielefeld
Untersuchungen zur Verbesserung des Leinenwebstuhles IV
Die Wirkung verschiedener Kettbaumbremsen auf die Verwebung von Leinengarnen
1956, 64 Seiten, 9 Abb., 4 Tabellen, DM 13,50

HEFT 227
Prof. Dr. F. Wever, Düsseldorf und Dr. W. Wepner, Köln
Untersuchung der Alterungsneigung von weichen unlegierten Stählen durch Härteprüfung bei Temperaturen bis 300 Grad C
1956, 34 Seiten, 20 Abb., 3 Tabellen, DM 7,95

HEFT 228
Prof. Dr. F. Wever, Dr. W. Koch, Düsseldorf, und Dr. B. A. Steinkopf, Dortmund
Spektrochemische Grundlagen der Analyse von Gemischen aus Kohlenmonoxyd, Wasserstoff und Stickstoff *1956, 42 Seiten, 18 Abb., 1 Tabelle, DM 9,90*

HEFT 229
Prof. Dr. F. Wever, Dr. W. Koch und Dr.-Ing. H. Malissa, Düsseldorf
Über die Anwendung disubstituierter Dithiocarbamate der analytischen Chemie
1956, 44 Seiten, 30 Abb., 5 Tabellen, DM 10,50

HEFT 230
Prof. Dr. F. Wever, Düsseldorf, und Dr. W. Wepner, Köln
Bestimmung kleiner Kohlenstoffgehalte im Alpha-Eisen durch Dämpfungsmessung
1956, 34 Seiten, 5 Abb., 2 Tabellen, DM 7,70

HEFT 231
Dr.-Ing. W. Kuch, Dortmund
Über die Wechselwirkung zwischen Holzschutzbehandlung und Verleimung
1956, 48 Seiten, 10 Abb., 8 Tabellen, DM 10,40

HEFT 232
Prof. Dr.-Ing. O. Kienzle, Hannover, und Dr.-Ing. H. Münnich, Schweinfurt
Feststellung der Spannungen und Dehnungen und Bruchdrehzahlen der unter Fliehkraft und Bearbeitungskraft beanspruchten Schleifkörper
in Vorbereitung

HEFT 233
Dr. H. Haase, Hamburg
Infrarot-Bibliographie *1956, 90 Seiten, DM 17,80*

HEFT 234
Dr.-Ing. K. G. Speith und Dr.-Ing. A. Bungeroth, Duisburg
Versuche zur Steigerung des Kokillen-Schluckvermögens beim Stranggießen von Stahl
1956, 26 Seiten, 5 Abb., DM 6,15

HEFT 235
Prof. Dr.-Ing. K. Leist und Dipl.-Ing. W. Dettmering, Aachen
Turbinenschaufeln aus Kunststoff für Kaltluftversuchsanlagen
1956, 46 Seiten, 43 Abb., 3 Tabellen, DM 12,30

HEFT 236
Dr.-Ing. O. Viertel und S. Lucas, Krefeld
Ergebnisse einer Hausfrauenbefragung über Wascheinrichtungen und Waschmethoden in städtischen Haushaltungen
1956, 34 Seiten, 4 Abb., DM 7,60

HEFT 237
Dr. P. Endler und Dr. H. Ludes, Köln
Bericht über eine Studienreise zur Orientierung der heutigen Behandlung der Lungentuberkulose in den Vereinigten Staaten von Nordamerika
1956, 32 Seiten, DM 7,10

HEFT 238
Institut für textile Meßtechnik, M.-Gladbach, e. V.
Untersuchungen der Verzugsvorgänge an den Streckwerken verschiedener Spinnereimaschinen. 3. Bericht: Theoretische Betrachtungen über den Einfluß schlagender Zylinder und Druckrollen
1956, 66 Seiten, 21 Abb., DM 14,10

HEFT 239
Prof. Dr.-Ing. K. Leist, Dipl.-Ing. H. Scheele, Aachen, und Dipl.-Ing. F. H. Flottmann, Herne
Versuche an einem neuartigen luftgekühlten Hochleistungs-Kolbenkompressor
1956, 72 Seiten, 19 Abb., 7 Tabellen, DM 14,40

HEFT 240
Prof. Dr.-Ing. K. Leist und Dipl.-Ing. H. Scheele, Aachen
Temperaturmessungen an einem einstufigen luftgekühlten 4-Zylinder-Kolbenkompressor mit Kühlgebläse *1956, 74 Seiten, 36 Abb., DM 14,80*

HEFT 241
Prof. Dr.-Ing. K. Leist und Dipl.-Ing. M. Pötke, Aachen
Leistungsversuche an einem Kühlluftgebläse
1956, 60 Seiten, 13 Abb., DM 11,70

HEFT 242
Prof. Dr.-Ing. K. Leist und Dipl.-Ing. K. Graf, Aachen
Straßenfahrzeuge mit Gasturbinenantrieb
1956, 82 Seiten, 63 Abb., DM 17,20

HEFT 243
Prof. Dr.-Ing. K. Leist und Dipl.-Ing. S. Förster, Aachen
Die französische Kleingasturbine Artouste — 1. Teil
1956, 80 Seiten, 41 Abb., DM 15,85

HEFT 244
Prof. Dr. F. Wever, Dr. W. Koch und Dr. S. Eckhard, Düsseldorf
Erfahrungen mit der spektrochemischen Analyse von Gefügebestandteilen des Stahles
1956, 32 Seiten, 8 Abb., 2 Tabellen, DM 7,80

HEFT 245
Prof. Dr.-Ing. habil. K. Krekeler, Aachen
Das Verbinden von Metallen durch Kunstharzkleber. Teil I: Eigenschaften und Verwendung der Metallklebstoffe *1956, 48 Seiten, 8 Abb., DM 10,25*

HEFT 246
Prof. Dr.-Ing. habil. K. Krekeler, Aachen
Das Verbinden von Metallen durch Kunstharzkleber. Teil II: Untersuchungen an geklebten Leichtmetall-Verbindungen *1956, 80 Seiten, 40 Abb., DM 17,50*

HEFT 247
Dr. H. Söhngen, Darmstadt
Strömung vor einem Überschall-Laufrad
1956, 26 Seiten, 4 Abb., DM 7,60

HEFT 248
Rheinische Aktiengesellschaft für Braunkohlenbergbau und Brikettfabrikation, Köln
Untersuchung der Bindemitteleigenschaften von Braunkohlenfilteraschen
1956, 176 Seiten, 26 Abb., 30 Tabellen, DM 35,60

HEFT 249
Dr. M.-E. Meffert, Essen
Weitere Kulturversuche Scenedesmus obliquus
1956, 36 Seiten, 5 Abb., 10 Tabellen, DM 8,—

HEFT 250
Dr. F. Schwarz und Dr.-Ing. K. Alberti, Köln
Entwicklung von Untersuchungsverfahren zur Gütebeurteilung von Industriekalken
1956, 36 Seiten, 9 Abb., DM 16,50

HEFT 251
Prof. Dr. H. Bittel, Münster
Zur Statistik der ferromagnetischen Elementarvorgänge und ihren Einfluß auf das Barkhausenrauschen
1956, 52 Seiten, 14 Abb., DM 11,65

HEFT 252
Dipl.-Ing. H. Frings, Geilenkirchen
Die Wirkung abfallender Wetterführung auf Wettertemperatur, Grubengasgehalt und Staubbildung
1957, 126 Seiten, 23 Abb., 13 Falttafeln, 38 Tab., DM 35,70

HEFT 253
Dipl.-Ing. S. Schirmanski, Berghausen
Stand und Auswertung der Forschungsarbeiten über Temperatur- und Feuchtigkeitsgrenzen bei der bergmännischen Arbeit
1957, 80 Seiten, 24 Abb., 12 Tab., DM 17,10

HEFT 254
Prof. Dr. R. Danneel, Bonn
Quantitative Untersuchungen über die Entwicklung des Ehrlich-Ascitestumors bei Inzuchtmäusen
1956, 52 Seiten, 17 Tabellen, DM 11,75

HEFT 255
Ing. B. v. Schlippe, Bad Nauheim
Strömung von Flüssigkeiten mit temperaturabhängiger Zähigkeit (Kühlung von Öfen)
1956, 54 Seiten, 12 Abb., 4 Tabellen, DM 11,70

HEFT 256
Prof. Dr. C. Schmieden und Dipl.-Math. K. H. Müller, Darmstadt
Die Strömung einer Quellstrecke im Halbraum — eine strenge Lösung der Navier-Stokes-Gleichungen
1956, 40 Seiten, 9 Abb., DM 8,80

HEFT 257
Prof. Dr. G. Lehmann und Dr. J. Tamm, Dortmund
Die Beeinflussung vegetativer Funktionen des Menschen durch Geräusche
1956, 48 Seiten, 25 Abb., 3 Tabellen, DM 11,20

HEFT 258
Dr. H. Paul, Linz (Rhein), und Prof. Dr. O. Graf, Dortmund
Zur Frage der Unfälle im Bergbau
1956, 52 Seiten, 9 Abb., 22 Tabellen, DM 11,20

HEFT 259
Prof. D. W. Linke, Aachen
Strömungsvorgänge in künstlich belüfteten Räumen
1956, 52 Seiten, 37 Abb., 1 Tabelle, DM 11,80

HEFT 260
Prof. Dr. W. Kast, Freiburg (Br.), Prof. Dr. A. H. Stuart und Dipl.-Phys. H. G. Fendler, Hannover
Lichtzerstreuungsmessungen an Lösungen hochpolymerer Stoffe
1956, 70 Seiten, 25 Abb., 5 Tabellen, DM 15,60

HEFT 261
Prof. Dr. W. Kast, Freiburg (Br.)
Feinstruktur-Untersuchungen an künstlichen Zellulosefasern verschiedener Herstellungsverfahren.
Teil II: Der Kristallisationszustand
1956, 80 Seiten, 27 Abb., 11 Tabellen, DM 17,20

HEFT 262
Dr.-Ing. W. Batel, Aachen
Untersuchungen zur Absiebung feuchter, feinkörniger Haufwerke und Schwingsieben
1956, 100 Seiten, 45 Abb., 5 Tabellen, DM 23,40

HEFT 263
Prof. Dr. H. Lange und Dipl.-Phys. R. Kohlhaas, Köln
Über die Wärmeleitfähigkeit von Stählen bei hohen Temperaturen: Teil I: Literaturbericht
1956, 48 Seiten, 26 Abb., 8 Tabellen, DM 10,70

HEFT 264
Prof. Dr. W. Weizel, Bonn
Durch schnelle Funkenzusammenbrüche ausgelöste Signale auf einer Leitung
1956, 26 Seiten, 4 Abb., 3 Tabellen, DM 6,10

HEFT 265
Prof. Dr. F. Micheel und Dr. R. Engel, Münster
Eine Apparatur zur elektrophoretischen Trennung von Stoffgemischen
1956, 38 Seiten, 21 Abb., DM 9,20

HEFT 266
Fliesen-Beratungsstelle Bad Godesberg-Mehlem
Güteeigenschaften keramischer Wand- und Bodenfliesen und deren Prüfmethoden
1956, 32 Seiten, DM 7,10

HEFT 267
Prof. Dr. W. Weizel und B. Brandt, Bonn
Zur Stabilität stromstarker Glimmentladungen
1956, 36 Seiten, 7 Abb., DM 8,40

WESTDEUTSCHER VERLAG · KÖLN UND OPLADEN

HEFT 268
Prof. Dr.-Ing. G. Vogelpohl, Göttingen
Über die Tragfähigkeit von Gleitlagern und ihre Berechnung
1956, 76 Seiten, 24 Abb., 7 Tabellen, DM 16,85

HEFT 269
Markscheider R. Bals, Bochum
Eignung des Gebirgsankerausbaus zur Erleichterung des Streckenvortriebs im Steinkohlenbergbau
1956, 84 Seiten, 41 Abb., DM 18,75

HEFT 270
Dr. H. Krebs und Mitarbeiter, Bonn
Die Trennung von Racematen auf chromatographischem Wege
1956, 62 Seiten, 18 Tabellen, DM 12,95

HEFT 271
Prof. Dr.-Ing. H. Opitz und Dipl.-Ing. H. Axer, Aachen
Beeinflussung des Verschleißverhaltens bei spanenden Werkzeugen durch flüssige und gasformige Kühlmittel und elektrische Maßnahmen
1956, 46 Seiten, 28 Abb., DM 10,70

HEFT 272
Prof. Dr. W. Fuchs und Dr. H. Dresia, Aachen
Untersuchungen über die Schnellverbrennung und Schnellvergasung fester Brennstoffe
1956, 56 Seiten, 14 Abb., 3 Tabellen, DM 11,90

HEFT 273
Fa. K. W. Tacke G.m.b.H., Wuppertal-Barmen
Erfahrungen beim Verspinnen von Perlonfasern und bei der Herstellung von Trikotagen aus gesponnenem Perlon
1956, 36 Seiten, DM 7,90

HEFT 274
Prof. Dr.-Ing. K. Krekeler, Aachen
Qualitative Untersuchungen bei Verbindungsschweißungen mittels Lichtbogenschweißautomaten unter Verwendung von Blankdraht und Zugabe von ferromagnetischem Pulver als Umhüllung
1956, 68 Seiten, 40 Abb., 8 Tabellen, DM 15,45

HEFT 275
Prof. Dr.-Ing. habil. K. Krekeler, Aachen, und Dipl.-Ing. H. Verhoeven, Aachen
Quantitative Untersuchungen von Punktschweißverbindungen an Tiefzieh- und Aluminiumblechen, die nach dem Argonarc-Punktschweißverfahren hergestellt werden
1956, 64 Seiten, 45 Abb., DM 14,60

HEFT 276
Fa. E. Haage, Mülheim (Ruhr)
Entwicklungsarbeiten im Apparatebau für Laboratorien
1956, 48 Seiten, 18 Abb., DM 10,50

HEFT 277
Dr.-Ing. W. Muchler, Essen
Untersuchung und zahlenmäßige Bestimmung der Schneideigenschaften von Messern mit besonderer Berücksichtigung rostfreier Messerstähle
1956, 60 Seiten, 27 Abb., 5 Tabellen, DM 13,20

HEFT 278
Dipl.-Ing. J. Stelter und Dipl.-Ing. H. Kickert, Aachen
I. Sichtbarmachung von Ultraschallfeldern unter Verwendung photographischer Emulsionsschichten
II. Methode zur Bestimmung der wirklichen Temperaturverhältnisse in Flussigkeiten während der Beschallung (Nach einer Diplom-Arbeit von H. Schnitzler)
1956, 54 Seiten, 24 Abb., DM 12,75

HEFT 279
Dr. F. Keune, Aachen
Der gewolbte und verwundene Tragflügel ohne Dicke in Schallnähe
1956, 42 Seiten, 15 Abb., DM 9,25

HEFT 280
Dipl.-Ing. J. Stelter und Dipl.-Ing. E. Pfende, Aachen
Über Storerscheinungen bei Schallgeschwindigkeitsmessungen mittels der Interferometermethode
1956, 42 Seiten, 13 Abb., DM 9,60

HEFT 281
Prof. Dr.-Ing. K. Lürenbaum, Aachen
Der Meßwagen des Instituts für Maschinen-Dynamik der Deutschen Versuchsanstalt für Luftfahrt, Aachen
1956, 34 Seiten, 17 Abb., DM 8,60

HEFT 282
Bergrat a. D. Scherer, Bochum
Das B. T.-Schwelverfahren und seine Anwendung auf der Anlage Marienau
1956, 44 Seiten, 7 Abb., DM 9,60

HEFT 283
Prof. Dr. F. Wever und Dr.-Ing. W. Lueg, Düsseldorf
Warmstauchversuche zur Ermittlung der Formänderungsfestigkeit von Gesenkschmiede-Stählen
1956, 44 Seiten, 19 Abb., DM 9,90

Heft 284
Prof. Dr. F. Wever, Düsseldorf, Dr.-Ing. H. J. Wiester, Essen, Dr.-Ing. F. W. Straßburg, Duisburg, Prof. Dr.-Ing. H. Opitz, Aachen, und Dr.-Ing. K. H. Fröhlich, Köln
Einfluß des Gefüges auf die Zerspanbarkeit von Einsatz- und Vergütungsstählen
1957, 88 Seiten, 126 Abb., 11 Tab., DM 22,45

HEFT 285
Prof. Dr.-Ing. O. Kienzle, Dr.-Ing. K. Lange, Hannover, und Dipl.-Ing. H. Meinert, Osterode
Einfluß der Oberflache auf das Verschleißverhalten von Schmiedegesenken
1956, 62 Seiten, 29 Abb., 8 Tabellen, DM 14,60

HEFT 286
Dr.-Ing. K. Lange, Hannover, Dipl.-Ing. H. Meinert, Osterode, unter Mitarbeit von Dr.-Ing. H. Arend, Mülheim (Ruhr)
Verschleißverhalten hartverchromter Schmiedegesenke
1956, 74 Seiten, 53 Abb., 6 Tabellen, DM 17,65

HEFT 287
Prof. Dr.-Ing. habil. K. Krekeler, Aachen
Änderungen der mechanischen Eigenschaftswerte thermoplastischer Kunststoffe bei Beanspruchung in verschiedenen Medien
1956, 62 Seiten, 23 Abb., 5 Tabellen, DM 13,70

HEFT 288
Dr. K. Brucker-Steinkuhl, Düsseldorf
Anwendung mathematisch-statischer Verfahren in der Industrie
1956, 103 Seiten, 27 Abb., 14 Tabellen, DM 24,20

HEFT 289
Prof. Dr.-Ing. H. Winterhager, Aachen
Kombinierter Widerstands- und Lichtbogen-Vakuumofen zur Verarbeitung von Titanschwamm
Prof. Dr. Dr. h. c. R. Schwarz, Aachen
Erforschung neuer Wege zur Darstellung von Titanmetall
1957, 42 Seiten, 18 Abb., DM 9,70

HEFT 290
Dr. D. Horstmann, Düsseldorf
I. Der verstärkte Angriff des Zinks auf Eisen im Temperaturgebiet um 500° C
II. Einfluß eines Antimongehaltes auf den Angriff von Zinkschmelzen auf Eisen
1956, 48 Seiten, 33 Abb., 3 Tabellen, DM 11,90

HEFT 291
Dr.-Ing. H. J. Wiester und Dr. D. Horstmann, Dusseldorf
Der Angriff eisengesättigter Zinkschmelzen auf silizium- und manganhaltiges Eisen
1956, 52 Seiten, 45 Abb., 8 Tabellen, DM 12,60

HEFT 292
Dipl.-Ing. W. Rohs und Text.-Ing. H. Griese, Bielefeld
Webversuche an Leinenwebstuhlen mit verbesserter Schaftbewegung
1956, 34 Seiten, 3 Abb., 2 Tabellen, DM 7,60

HEFT 293
Prof. J. W. Korte, unter Mitarbeit von Dipl.-Ing. P. A. Mäcke und Dipl.-Ing. W. Leutzbach, Aachen
Die Leistungsfahigkeit von Verkehrsanlagen des motorisierten städtischen Straßenverkehrs
1956, 98 Seiten, 35 Abb., 5 Tabellen, 1 Falttafel, DM 22,50

HEFT 294
Dipl.-Ing. B. Naendorf, Essen
Untersuchungen industrieller Gasbrenner
1956, 58 Seiten, 6 Abb., 3 Tabellen, DM 12,40

HEFT 295
Prof. Dr.-Ing. H. Opitz und Dipl.-Ing. H. Axer, Aachen
Untersuchung und Weiterentwicklung neuartiger elektrischer Bearbeitungsverfahren
1956, 42 Seiten, 27 Abb., DM 10,30

HEFT 296
Prof. Dr.-Ing. H. Opitz, Aachen
I. Untersuchungen an elektronischen Regelantrieben
II. Statische Untersuchungen zur Ausnutzung von Drehbänken
1956, 46 Seiten, 18 Abb., DM 10,40

HEFT 297
Dr. K. Schaarwächter, Düsseldorf
Die Reduktion von Siliziumtetrachlorid im Lichtbogen zur nachfolgenden Silizierung von Eisenblechen
in Vorbereitung

HEFT 298
Prof. Dr.-Ing. E. Oehler, Aachen
Untersuchung von kritischen Drehzahlen, die durch Kreiselmomente verursacht werden
1956, 50 Seiten, 35 Abb., DM 13,15

HEFT 299
Dr. J. Fassbender und W. Hoppe, Bonn
Eine photoelektrische Nachlaufeinrichtung für Analogie-Rechenmaschinen
1956, 20 Seiten, 8 Abb., DM 7,65

HEFT 300
Prof. Dr. E. Schutz und Privatdozent Dr. H. Caspers, Münster
Tierexperimentelle Untersuchungen uber die Alkoholwirkungen auf Erregbarkeit und bioelektrische Spontanaktivität der Hirnrinde
1956, 44 Seiten, 6 Abb., 1 Tabelle, DM 9,55

HEFT 301
Prof. Dr. W. Weltzien, Dr. G. Cossmann und P. Diehl, Krefeld
Uber die fraktionierte Fullung von Polyamiden (II)
1956, 54 Seiten, 1 Abb., 16 Tabellen, DM 11,30

HEFT 302
Prof. Dr.-Ing. W. Wegener und Dipl.-Ing. W. Zahn, Aachen
Untersuchungen von gesponnenen Garnen auf ihre Gleichmäßigkeit nach verschiedenen Meßmethoden
1957, 58 Seiten, 34 Abb., DM 15,20

HEFT 303
Prof. Dr. Ing. S. Kiesskalt, Aachen
Das Institut der Forschungsgesellschaft Verfahrenstechnik e. V. an der Technischen Hochschule Aachen
1956, 76 Seiten, 20 Abb., 3 Tabellen, DM 16,40

HEFT 304
Prof. Dr.-Ing. K. Krekeler, Dusseldorf, und Dipl.-Ing. A. Kleine-Albers, Aachen
Beitrag zur thermoelastischen Warmformbarkeit von Hart-PVC
1957, 72 Seiten, 29 Abb., DM 17,70

HEFT 305
Prof. Dr.-Ing. K. Krekeler, Dusseldorf, Dr.-Ing. H. Peukert, Aachen, und Dipl.-Ing. W. Schmitz, Siegburg
Heißgas-Schweißung von Hart-Polyvinylchlorid mit Zusatzwerkstoff
1956, 44 Seiten, 27 Abb., 5 Tabellen, DM 12,50

HEFT 306
Prof. Dr. B. Rensch, Munster
Elektrophysiologische Untersuchungen zur Analysierung der Bildung von Assoziationen und Gedachtnisspuren in Gehirn und Ruckenmark
Prof. Dr. A. Loeser, Münster
Akute und chronische Giftwirkungen sauerstoffhaltiger Lösungsmittel
1956, 36 Seiten, 9 Abb., DM 8,90

HEFT 307
Privatdozent Dr. J. Juilfs, Krefeld
Vergleichende Untersuchungen zur elastischen und bleibenden Dehnung von Fasern
1956, 36 Seiten, 11 Abb., DM 8,30

HEFT 308
Privatdozent Dr. J. Juilfs, Krefeld
Zur Messung der Fadenglatte
1956, 22 Seiten, 10 Abb., 2 Tabellen, DM 8,—

HEFT 309
Prof. Dr. K. Cruse und Mitarbeiter, Clausthal-Zellerfeld
Aufbau und Arbeitsweise eines universell verwendbaren Hochfrequenz-Titrationsgerates
1957, 48 Seiten, 29 Abb., DM 11,90

HEFT 310
Dr. P. F. Muller, Bonn
Die Integrieranlage des Rheinisch-Westfälischen Instituts für Instrumentelle Mathematik in Bonn
1956, 62 Seiten, 6 Abb., 30 Satzskizzen, DM 14,45

HEFT 311
Prof. Dr. F. Wever und Dr. M. Hempel, Düsseldorf
Dauerschwingfestigkeit von Stahlen bei erhohten Temperaturen
Teil I: Erkenntnisse aus bisherigen Dauerschwingversuchen in der Wärme
1956, 48 Seiten, 19 Abb., 2 Tabellen, DM 10,90

HEFT 312
Prof. Dr. F. Wever und Dr. M. Hempel, Dusseldorf
Dauerschwingfestigkeit von Stählen bei erhohten Temperaturen
Teil II: Zug-Druck-Dauerschwingversuche an zwei warmfesten Stahlen bei Temperaturen von 500 bis 650°
1956, 48 Seiten, 20 Abb., 3 Tabellen, DM 11,80

WESTDEUTSCHER VERLAG · KÖLN UND OPLADEN

HEFT 313
Prof. Dr. F. Wever, Dr. W. Koch und Dipl.-Phys. H. Rohde, Düsseldorf
Änderungen des Babitus und der Gitterkonstanten des Zementits in Chromstählen bei verschiedenen Wärmebehandlungen
1956, 88 Seiten, 29 Abb., 8 Tabellen, DM 20,90

HEFT 314
Prof. Dr. F. Wever, Dr.-Ing. A. Krisch, Düsseldorf, und Dr.-Ing. H.-J. Wiester, Essen
Veränderungen im Gefügeaufbau von Chrom-Nickel-Molybdän-Stählen bei langzeitiger Beanspruchung im Zeitstandversuch bei 500°
1956, 48 Seiten, 26 Abb., 5 Tabellen, DM 11,70

HEFT 315
Prof. Dr. F. Wever und Dr.-Ing. A. Krisch, Düsseldorf
Metallkundliche Untersuchungen an Zeitstandproben
1956, 38 Seiten, 12 Abb., DM 9,15

HEFT 316
Dr. F. Keune, Aachen
Zusammenfassende Darstellung und Erweiterung des Aequivalenzsatzes für schallnahe Strömung
1956, 80 Seiten, 22 Abb., DM 17,90

HEFT 317
Dr.-Ing. J. Stelter, Aachen
Mikrobiologische Ultraschallwirkungen
1957, 106 Seiten, 41 Abb., 12 Tab., DM 23,90

HEFT 318
Dipl.-Ing. H. Kickert, Aachen
Über die Ausbreitung von Ultraschall in Luft
in Vorbereitung

HEFT 319
Prof. Dr. C. Kröger, Aachen
Gemengereaktionen und Glasschmelze
1957, 118 Seiten, 53 Abb., 16 Tab., DM 26,—

HEFT 320
Dr. H.-E. Caspary, Köln
Verwendung von Szintillationszählern an Stelle von Zählrohren zur zerstörungsfreien Materialprüfung
1956, 42 Seiten, 13 Abb., 2 Tabellen, DM 10,10

HEFT 321
Prof. Dr. F. Wever, Düsseldorf, und Dr. W. Wepner, Köln
Gleichzeitige Bestimmung kleiner Kohlenstoff- und Stickstoffgehalte im *a*-Eisen durch Dämpfungsmessung
1956, 30 Seiten, 3 Abb., 4 Tabellen, DM 6,80

HEFT 322
Prof. Dr.-Ing. F. Bollenrath und Dipl.-Ing. W. Domke, Aachen
Eigenspannungen in vergüteten, dickwandigen Stahlzylindern nach Oberflächenhärtung mit induktiver Erwärmung
1956, 30 Seiten, 9 Abb., 2 Tabellen, DM 6,90

HEFT 323
Prof. Dr. R. Seyffert, Köln
Wege und Kosten der Distribution der Textilien, Schuh- und Lederwaren
1956, 98 Seiten, 37 Tabellen, 1 Falttaf., DM 12,—

HEFT 324
Prof. Dr.-Ing. H. Opitz, Dr.-Ing. E. Saljé und Dipl.-Ing. K. E. Schwartz, Aachen
Richtwerte für das Außenrund-Längs- und Einstechschleifen
1956, 62 Seiten, 44 Abb., 2 Tabellen, DM 13,85

HEFT 325
Prof. Dr. E. Schratz, Münster
Pharmakognostische Untersuchungen am Medizinal-Rhabarber
in Vorbereitung

HEFT 326
Prof. Dr.-Ing. E. Essers und Mitarbeiter, Aachen
Deichselkräfte an Lastzügen
in Vorbereitung

HEFT 327
Prof. Dr.-Ing. habil. K. Krekeler und Dr.-Ing. H. Peukert, Aachen
Beitrag zur thermoelastischen Formbarkeit von Polyäthylen
1956, 56 Seiten, 49 Abb, 9 Tabellen, DM 12,80

HEFT 328
Dr. H. Maeder, Belo Horizonte
Schweißen von Temperguß
in Vorbereitung

HEFT 329
Dipl.-Ing. A. Krüger, Karlsruhe, und Feuerwehr-Ing. R. Radusch, Dortmund
Wasserzerstäubung im Strahlrohr
1956, 86 Seiten, 21 Abb., 3 Tabellen, DM 18,65

HEFT 330
Dipl.-Physiker E. Pepping, Aachen
Die Durchflußzahl des Rechteckschlitzes in einer sehr großen Wand
1957, 54 Seiten, 21 Abb., DM 12,35

HEFT 331
Dipl.-Ing. G. Bretschneider, Ruit
Die Messung der wiederkehrenden Spannung mit Hilfe des Netzmodelles
1957, 46 Seiten, 21 Abb., 2 Tab., DM 11,20

HEFT 332
Prof. Dr.-Ing. R. Jaeckel und Dr. G. Reich, Bonn
Messung von Dampfdrucken im Gebiet unter 10^{-2} Torr
1956, 42 Seiten, 16 Abb., 2 Tabellen, DM 10,40

HEFT 333
Prof. Dipl.-Ing. W. Sturtzel und Dr.-Ing. W. Graff, Duisburg
I. Der Flachwassereinfluß auf den Form- und Reibungswiderstand von Binnenschiffen
II. Der Flachwassereinfluß auf die Nachstrom- und Sogverhältnisse bei Binnenschiffen
1956, 44 Seiten, 14 Abb., DM 9,80

HEFT 334
Prof. Dr. W. Weizel und Dr. G. Meister, Bonn
Spektralanalyse durch Messung des Interferenz-Kontrastes
1956, 42 Seiten, DM 9,80

HEFT 335
Prof. Dr. W. Weizel und H. Hornberg, Bonn
Untersuchungen der anodischen Teile einer Glimmentladung
1957, 62 Seiten, 14 Farbabb., 21 Abb., 1 Tab., DM 32,80

HEFT 336
Dr. Tung-ping Yao, Aachen
Die Viskosität metallischer Schmelzen
1957, 64 Seiten, 28 Abb., 2 Tab., DM 14,40

HEFT 337
Dr. R. Hoeppener und Dr. W. Bierther, Bonn
Tektonik und Lagestätten im Rheinischen Schiefergebirge
in Vorbereitung

HEFT 338
Prof. Dr.-Ing. W. Wegener, Aachen, und Dipl.-Ing. J. Schneider, M.-Gladbach
Die Bedeutung der Knotenart für die Herabminderung der Fadenbrüche
1957, 40 Seiten, 6 Abb., DM 9,80

HEFT 339
Prof. Dr.-Ing. W. Wegener und Dipl.-Ing. W. Zahn, Aachen
Vergleich des normalen mit verschiedenen abgekürzten Baumwollspinnverfahren in bezug auf Gleichmäßigkeit und Sortierungsstreuung der Garne
1956, 56 Seiten, 17 Abb., 17 Tabellen, DM 12,70

HEFT 340
Dipl.-Ing. W. Rohs und Dipl.-Ing. R. Otto, Bielefeld
Das Naßspinnen von Bastfasergarnen mit Spinnbadzusätzen unter Ausnutzung einer zentralen Spinnwasserversorgungsanlage
1956, 56 Seiten, 2 Abb., 6 Tabellen, DM 11,60

HEFT 341
Prof. Dr.-Ing. H. Winterhager und Dipl.-Ing. L. Werner, Aachen
Präzisions-Meßverfahren zur Bestimmung des elektrischen Leitvermögens geschmolzener Salze
1956, 44 Seiten, 19 Abb., 1 Tabelle, DM 10,60

HEFT 342
Prof. Dr.-Ing. H. Winterhager und Dipl.-Ing. W. Barthel, Aachen
Die Gewinnung von Titanschlackenkonzentraten aus eisenreichen Ilemniten
1957, 60 Seiten, 30 Abb., 6 Tab., DM 13,30

HEFT 343
Prof. Dr.-Ing. W. Petersen, Aachen, und Dipl.-Ing. S. Wawroschek, Aachen
Die zweckmäßigsten Gütebestimmungsverfahren und Brikettierungsbedingungen bei der Erzeugung von Braunkohlen-Eisenerz-Briketts
1956, 64 Seiten, 28 Abb., DM 13,95

HEFT 344
Prof. Dr.-Ing. W. Fucks, Aachen
Zur Deutung einfachster mathematischer Sprachcharakteristiken
1956, 38 Seiten, 12 Abb., DM 7,80

HEFT 345
Dipl.-Ing. G. Cerbe und Dipl.-Ing. H. Monstadt, Essen
Konvektive Trocknung mit gasbeheizter Luft und Trocknung durch Gasstrahler
1957, 46 Seiten, 16 Abb., DM 10,40

HEFT 346
Dipl.-Ing. O. Arnold, Aachen
Erfahrungen mit Kernbohrungen zur Lagerstättenuntersuchung im Erzbergbau
1957, 36 Seiten, 2 Abb., 3 Falttaf. 6 Tab., DM 8,80

HEFT 347
S. Ruff, F. Kipp, H. Hansteen und G. Müller, Bonn
Untersuchungen zur Frage der Gehörschädigungen des fliegenden Personals der Propellerflugzeuge
1957, 50 Seiten, 27 Abb., 3 Tab., DM 11,10

HEFT 348
Prof. Dr.-Ing. E. Piwowarsky und Dr.-Ing. E. G. Nickel, Aachen
Metallurgie eines hochwertigen Gußeisens mit kompakter bis kugelförmiger Graphitausbildung
1957, 54 Seiten, 27 Abb., 5 Tab., DM 13,30

HEFT 349
Dr.-Ing. W. A. Fischer, Dr.-Ing. H. Treppschuh und Dr.-Ing. K. H. Köthemann, Düsseldorf
Tiegel aus Schmelzmagnesia für Vakuuminduktionsöfen
1957, 34 Seiten, 14 Abb. DM 8,40

HEFT 350
Prof. Dr.-Ing. habil. K. Krekeler und Dr.-Ing. H. Peukert, Aachen
Das Spannungsverhalten der Kunststoffe bei der Verarbeitung
in Vorbereitung

HEFT 351
Prof. Dr.-Ing. H. Opitz, Dipl.-Ing. H. Axer und Dipl.-Ing. H. Rhode, Aachen
Zerspanbarkeit hochwarmfester und nichtrostender Stähle. Teil I
1957, 96 Seiten, 73 Abb., 2 Tab., DM 21,80

HEFT 352
Dipl.-Ing. H. Fauser, Aachen
Fahrdynamik und Batterie-Arbeitsverbrauch von Akkumulatorenlokomotiven im Untertagebetrieb
in Vorbereitung

HEFT 353
Forschungsinstitut für Rationalisierung, Aachen
Schlagwortregister zur Rationalisierung
1957, 376 S., DM 56,—

HEFT 354
Dipl.-Ing. D. Wagener, Aachen
Auswirkungen neuer Gaserzeugungs-Verfahren unter Berücksichtigung der Auswirkung auf den Kokereibetrieb
in Vorbereitung

HEFT 355
Prof. Dr.-Ing. habil. K. Krekeler, Dr.-Ing. H. Peukert und Dipl.-Ing. A. Kleine-Albers, Aachen
Heißgas-Schweißungen von Weich-Polyvinylchlorid mit Zusatzwerkstoff
in Vorbereitung

HEFT 356
Dipl.-Phys. G. Gurke, Aachen
Aufbau einer Meßanlage für Untersuchungen elektrischer Gasentladung im Bereiche großer p. d.-Werte
1956, 38 Seiten, 13 Abb., DM 8,65

HEFT 357
Prof. Dr.-Ing. W. Fucks, Aachen
Mathematische Analyse der Formalstruktur von Musik
in Vorbereitung

HEFT 358
Prof. Dr. rer. nat. W. Weltzien, Dipl.-Chem. P. Ringel und Text.-Ing. H. Kirchhoff, Krefeld
Die Waschechtheit von Färbungen. Vergleichende Untersuchungen auf dem Gebiete der Echtheitsprüfung
in Vorbereitung

HEFT 359
Dr.-Ing. F. J. Meister, Düsseldorf
Veränderung der Hörschärfe, Lautheitsempfindung und Sprachaufnahme während des Arbeitsprozesses bei Lärmarbeitern
1957, 84 Seiten, 11 Abb., 1 Tab., 40 Audiogramme, 40 Tab., DM 19,90

HEFT 360
Dr.-Ing. E. Barz, Remscheid
Fertigungsverfahren und Spannungsverlauf bei Kreissägeblättern für Holz
1957, 72 Seiten, 40 Abb., DM 17,—

HEFT 361
Dipl.-Ing. H. F. Klein, Aachen
Die nichtstationären Strömungsvorgänge und der Wärmeübergang in einem Schwingfeuergerät
in Vorbereitung

HEFT 362
Prof. Dr. med. G. Lehmann und Dipl.-Phys. D. Dieckmann, Dortmund
Die Wirkung mechanischer Schwingungen (0,5 bis 100 Hertz) auf den Menschen
1957, 100 Seiten, 53 Abb., 6 Tab., DM 22,50

WESTDEUTSCHER VERLAG · KÖLN UND OPLADEN

HEFT 363
Dr.-Ing. U. Domm, Frankenthal (Pfalz)
Über eine Hypothese, die den Mechanismus der Turbulenz-Entstehung betrifft
1956, 28 Seiten, 4 Abb., DM 6,45

HEFT 364
Prof. Dr. Th. Beste, Köln
Die Mehrkosten bei der Herstellung ungängiger Erzeugnisse im Vergleich zur Herstellung vereinheitlichter Erzeugnisse
in Vorbereitung

HEFT 365
Sozialforschungsstelle an der Universität Münster, Dortmund
Standort und Wohnort
in Vorbereitung

HEFT 366
Versuchsanstalt für Binnenschiffbau e. V., Duisburg
Bei Flachwasserfahrten durch die Strömungsverteilung am Boden und an den Seiten stattfindende Beeinflussung des Reibungswiderstandes von Schiffen
1957, 96 Seiten, 39 Abb., 28 Tab., DM 20,40

HEFT 367
Dr. rer. nat. D. Horstmann, Düsseldorf
Der Angriff eisengesättigter Zinkschmelzen auf kohlenstoff-, schwefel- und phosphorhaltiges Eisen
1957, 52 Seiten, 22 Abb., 6 Tab., DM 12,85

HEFT 368
Prof. Dr. phil. H. Kaiser, Dortmund
Entwicklung betriebsmäßiger spektrochemischer Analysenverfahren für technische Gläser
1957, 40 Seiten, 11 Abb., DM 9,10

HEFT 369
Prof. Dr.-Ing. R. Jaeckel und Dipl.-Phys. F. J. Schittko, Bonn
Gasabgabe von Werkstoffen ins Vakuum
in Vorbereitung

HEFT 370
Dr. phil. habil. F. Schwarz, Köln
Physikochemische Grundlagen der Bildsamkeit von Kalken unter Einbeziehung des Begriffes der aktiven Oberfläche
in Vorbereitung

HEFT 371
Dr. phil. W. Lejeune, Köln
Beitrag zur statistischen Verifikation der Minderheiten-Theorie
in Vorbereitung

HEFT 372
Prof. Dr. phil. M. von Stackelberg, Bonn
Untersuchungen zur Ausarbeitung und Verbesserung von polarographischen Analysenmethoden. 2. Bericht
1957, 44 Seiten, 9 Abb., 7 Tab., DM 10,10

HEFT 373
Dipl.-Ing. H. J. Koch, Essen
Druckgasfeuerung — ein Verfahren zum Betrieb von Gasfeuerstätten
1957, 38 Seiten, 8 Abb., 10 Tab., DM 8,50

HEFT 374
Dr. E. Paproth, Krefeld
Paläontologische Bearbeitung der in den devonischen Schichten des Siegerlandes enthaltenen Faunen
1957, 38 Seiten, 3 Tab., DM 8,30

HEFT 375
Technischer Überwachungsverein e. V., Essen
Wanddickenmessungen mittels radioaktiver Strahlen und Zählrohrgerät
in Vorbereitung

HEFT 376
Technischer Überwachungsverein e. V., Essen
Wasserumlaufprobleme an Hochdruckkesseln
in Vorbereitung

HEFT 377
Technischer Überwachungsverein e. V., Essen
Versuche an Wanderrostkesseln mit befeuchteter Verbrennungsluft
in Vorbereitung

HEFT 378
Oberingenieur H. Stein, M.-Gladbach
Beobachtung und maßtechnische Erfassung der Vorgänge im Spinn- und Aufwindefeld von Ringspinn- und Ringzwirnmaschinen
in Vorbereitung

HEFT 379
Laboratorium für textile Meßtechnik, M.-Gladbach
Schußfadenspannung beim Weben
in Vorbereitung

HEFT 380
Dipl.-Phys. R. Trappenberg, Karlsruhe
Theoretische und experimentelle Untersuchungen zur Staubverteilung einer Rauchfahne
in Vorbereitung

HEFT 381
Dr. J. Juils, Krefeld
Zur Dichtebestimmung von Fasern. Methoden und Beispiele der praktischen Anwendung
in Vorbereitung

HEFT 382
Dr. phil. habil. P. Hölemann, Ing. R. Hasselmann und Ing. G. Dix, Dortmund
Die Messung von Flammen und Detonationsgeschwindigkeiten bei der explosiven Zersetzung von Acetylen in Rohren
1957, 36 Seiten, 7 Abb., 4 Tab., DM 8,10

HEFT 383
Dr. phil. habil. P. Hölemann und Ing. R. Hasselmann, Dortmund
Verlauf von Azetylenexplosionen in Rohren bei Gegenwart von porösen Massen
in Vorbereitung

HEFT 384
Prof. Dr.-Ing. H. Opitz, Aachen
Schwingungsuntersuchungen an Werkzeugmaschinen
in Vorbereitung

HEFT 385
Prof. Dr.-Ing. H. Opitz, Aachen
Zerspanbarkeit hochwarmfester und nichtrostender Stähle. Teil II
in Vorbereitung

HEFT 386
Prof. Dr.-Ing. H. Opitz, Aachen
Standzeituntersuchungen und Verschleißmessungen mit radioaktiven Isotopen
in Vorbereitung

HEFT 387
Prof. Dr. med. W. Kikuth und Dozent Dr. med. L. Grün, Düsseldorf
Die Verhütung von Infektion durch Desinfektion des Raumes und der Raumluft
in Vorbereitung

HEFT 388
Prof. Dr. rer. nat. habil. W. Baumeister und Dr. rer. nat. H. Burghardt, Münster
Die Bedeutung der Elemente Zink und Fluor für das Pflanzenwachstum
1957, 48 Seiten, 17 Tab. DM 10,20

HEFT 389
Prof. Dr.-Ing. habil. H. Fink und K. W. Hoppenhaus, Köln
Die biologische Eiweiß-Synthese von höheren und niederen Pilzen und die alimentäre Lebernekrose der Ratte
1957, 76 Seiten, 2 Abb., 24 Tab., DM 15,60

HEFT 390
Dr.-Ing. J. Endres und Dr.-Ing. G. Hiebel, München
Berechnung der optimalen Leistungen, Kraftstoffverbräuche und Wirkungsgrade von Luftfahrt-Gasturbinen-Triebwerken am Boden und in der Höhe bei Fluggeschwindigkeiten von 0—2000 km/h und bei vorgegebenen Düsenausströmgeschwindigkeiten
in Vorbereitung

HEFT 391
Prof. Dr. phil. F. Wever, Dr. phil. W. Koch und Dipl.-Chem. F. Stricker, Düsseldorf
Die quantitative spektrographische Analyse von Gasgemischen aus Kohlenmonoxyd, Wasserstoff und Stickstoff
in Vorbereitung

HEFT 392
Prof. Dr. phil. F. Wever u. a., Düsseldorf
Untersuchungen über den Konverterrauch im Hinblick auf die spektrale Überwachung des Thomasprozesses
in Vorbereitung

HEFT 393
Dr.-Ing. O. Viertel und S. Brückner-Lucas, Krefeld
Arbeitszeitstudien an Haushaltwaschmaschinen
in Vorbereitung

HEFT 394
Privatdozent Dr. med. W. Koch, Münster
Die Ablagerung radioaktiver Substanzen im Knochen
in Vorbereitung

HEFT 395
Dipl.-Ing. L. Hahn, Clausthal-Zellerfeld
Untersuchungen zur Frage des optimalen Bohrloch- und Patronendurchmessers
in Vorbereitung

HEFT 396
Prof. Dr.-Ing. F. Schultz-Grunow, Dr.-Ing. A. Jogerich, Essen, Dipl.-Ing. H. Meyer, cand. ing. P. Sand, Aachen
Untersuchungen des Luftwiderstandes von Güterwagen
in Vorbereitung

HEFT 397
Techn.-Wissenschaftliches Büro für die Bastfaserindustrie, Bielefeld
Ungleichmäßigkeiten in Bändern von Bastfaserkarden, ihre Ursachen und Auswirkungen
in Vorbereitung

HEFT 398
Prof. Dr. habil. H. E. Schwiete, Aachen, u. a.
Einlagerungsversuche an synthetischem Mullit I. — Die Zusammensetzung der Schmelzphase in Schamottesteinen I
in Vorbereitung

HEFT 399
Prof. Dr. habil. H. E. Schwiete und Dr.-Ing. R. Vinkeloe, Aachen
Möglichkeiten der quantitativen Mineralanalyse mit dem Zählrohrgerät unter besonderer Berücksichtigung der Mineralgehaltsbestimmung von Tonen
in Vorbereitung

HEFT 400
Prof. Dr. phil. W. Fuchs und Dipl.-Chem. H. Weyerstrass, Aachen
Entwicklung eines Heißfilters zur Reinigung von Gichtgas eines mit Kohle betriebenen Niederschachtofens
in Vorbereitung

HEFT 401
Prof. Dr.-Ing. M. Lipp und Dipl.-Chem. G. Frielingsdorf, Aachen
Darstellung reaktionsfähiger Verbindungen des Camphansystems und Versuche zu deren Fluorierung
1957, 84 Seiten, DM 17,—

HEFT 402
Prof. Dr. W. Linke, Aachen
Die Wärmeübertragung durch Thermopane-Fenster
in Vorbereitung

HEFT 403
Prof. Dr.-Ing. P. Denzel und Dipl.-Ing. W. Cremer Aachen
Verbesserung der Benutzungsdauer der Höchstlast in ländlichen Netzen durch Anwendung elektrischer Geräte in der Landwirtschaft
in Vorbereitung

HEFT 404
Prof. Dr. R. Jaeckel und Dipl.-Phys. F. Gross, Bonn
Die Löslichkeit von Gasen in schwerflüchtigen organischen Flüssigkeiten
in Vorbereitung

HEFT 405
Prof. Dr.-Ing. H. Opitz und Dipl.-Ing. H. Schuler, Aachen
Untersuchungen für einen Wirtschaftlichkeitsvergleich der Feinbearbeitungsverfahren
in Vorbereitung

HEFT 406
W. Kirsch, Remscheid
Entwicklungsarbeiten auf dem Gebiete des Korrosionsschutzes
in Vorbereitung

HEFT 407
Prof. Dr.-Ing. H. Schenck, Aachen, und Dr.-Ing. W. Wenzel, Bad Godesberg
Entwicklungsarbeiten auf dem Gebiete der Verhüttung von Erzstaub in Schmelzkammern
in Vorbereitung

HEFT 408
Prof. Dr. phil. F. Wever, Dr.-Ing. W. Lueg und Dr.-Ing. H. G. Müller, Düsseldorf
Kraft- und Arbeitsbedarf beim Warmscheren von Stahl in Abhängigkeit von Temperatur und Schnittgeschwindigkeit
in Vorbereitung

WESTDEUTSCHER VERLAG · KÖLN UND OPLADEN

HEFT 409
Prof. Dr. phil. F. Wever, Dr. phil. W. Koch, Dr. rer. nat. Ch. Ilschner-Gensch und Dipl.-Phys. H. Rohde, Düsseldorf
Das Auftreten eines kubischen Nitrids in aluminiumlegierten Stählen
in Vorbereitung

HEFT 410
Prof. Dr. phil. F. Wever, Prof. Dr. rer. techn. A. Kochendörfer, Dr. phil. nat. M. Hempel, Düsseldorf und Dipl.-Phys. E. Hillenhagen, Köln
Biegewechselversuche mit Flachproben aus Alpha-Eisen-Einkristallen zur Bestimmung der Wechselfestigkeit und der Gleitspuren
in Vorbereitung

HEFT 411
Prof. Dr. W. Halbsguth und Dr. L. Sommer, Franfurt/M.
Grundlegende Versuche zur Keimungsphysiologie von Pilzsporen
in Vorbereitung

HEFT 412
Prof. Dr.-Ing. H. Opitz, Aachen
Kennwerte und Leistungsbedarf für Werkzeugmaschinengetriebe
in Vorbereitung

HEFT 413
Prof. Dr.-Ing. H. Opitz, Aachen
Richtwerte für das Fräsen von unlegierten und legierten Baustählen mit Hartmetall, Teil II
in Vorbereitung

HEFT 414
Dr. med. H. K. Parchwitz und Dr. med. C. Winkler, Bonn
Speicherung organischer Farbstoffe und künstlich radioaktiver Substanzen in Geschwülsten
in Vorbereitung

HEFT 415
Prof. Dr.-Ing. W. Paul, Dr. rer. nat. O. Osberghaus und Dipl.-Phys. E. Fischer, Bonn
Ein Ionenkäfig
in Vorbereitung

HEFT 416
Oberreg.-Gewerberat Dipl.-Ing. G. Steinicke, Hamburg
Die Wirkung von Lärm auf den Schlaf des Menschen
in Vorbereitung

HEFT 417
Prof. Dr.-Ing. habil. E. Rößger, Berlin
I. Teil: Die Entwicklung des Weltluftverkehrs, Ergänzungsbericht 1954
II. Teil: Die zivile Luftfahrtpolitik der USA
1957, 230 Seiten, 6 Abb., 83 Tab., DM 48,—

HEFT 418
O. Gdaniec, Mülheim/Ruhr
Über die Randlochkarte als Hilfsmittel in der Dokumentation
1957, 44 Seiten, 15 Abb., 8 Tab., DM 10,10

HEFT 419
K. Brooks
Die Messungen der Reflexionseigenschaften künstlicher und natürlicher Materialien mit quasi-optischen Methoden bei Mikrowellen
in Vorbereitung

HEFT 420
M. Vogel
Das Spektralgebiet zwischen dem langwelligen Ultrarot und Mikrowellen
in Vorbereitung

HEFT 421
ORR Dipl.-Volkswirt Dr. H. Rogmann, Düsseldorf
Die Erforschung der Verkehrskonjunktur und der langzeitigen Dynamik in der Verkehrswirtschaft (Zusammenfassung der eingegangenen Stellungnahmen und Vorschläge)
1957, 168 Seiten, 3 Tab., DM 26,60

HEFT 422
Prof. Dr.-Ing. K. Leist und Dipl.-Ing. W. Dettmering, Aachen
Prüfstände zur Messung der Druckverteilung an rotierenden Schaufeln
in Vorbereitung

HEFT 423
Prof. Dr.-Ing. K. Leist und Dr.-Ing. O. Thun, Aachen
Strömungsmessungen über Brennkammer-Wirkungsgrade
in Vorbereitung

HEFT 424
Prof. Dr.-Ing. K. Leist und Dipl.-Ing. I. Weber, Aachen
Spannungsoptische Untersuchungen von rotierenden Scheiben mit exzentrischen Bohrungen
in Vorbereitung

HEFT 425
Dipl.-Ing. H. Lübke, Hamburg
Gasturbinen und Strahlantriebe fur Hubschrauber
in Vorbereitung

HEFT 426
Prof. Dr.-Ing. H. Opitz und Dipl.-Ing. W. Scholz, Aachen
Untersuchungen über den Räumvorgang
1957, 74 Seiten, 36 Abb., 7 Tab., DM 16,55

HEFT 427
Dr.-Ing. J. Endres, München
Kinematische Untersuchung eines Zweitakt-Hochleistungs-Dieseltriebwerks mit achsparallelen Zylindern und gegenläufigen Kolben
in Vorbereitung

HEFT 428
Dr.-Ing. J. Endres, Munchen
Untersuchungen der Beschleunigungsverhaltnisse eines Zweitakt-Hochleistungs-Dieseltriebwerks mit achsparallelen Zylindern und gegenläufigen Kolben
in Vorbereitung

HEFT 429
Prof. Dr. O. Kuhn, Köln
Selektive Wirkung verschiedener Stoffgruppen auf tierische Gewebe
1957, 54 Seiten, 32 Abb., DM 13,15

HEFT 430
Prof. Dr. G. Garbotz, Aachen und Dr.-Ing. G. Dress, Cadiz
Untersuchungen über das Kraftespiel an Flachbagger-Schneidwerkzeugen in Mittelsand und schwach bindigem, sandigem Schluff unter besonderer Berücksichtigung der Planierschilde und ebenen Schürfkübelschneiden
in Vorbereitung

HEFT 431
Prof. Dr.-Ing. H. Winterhager, Dr.-Ing. R. Kammel und Dipl.-Ing. W. Barthel, Aachen
Fortschritte auf dem Gebiet der Titanmetallurgie 1950—1955
in Vorbereitung

HEFT 432
Dipl.-Phys. R. Werz, Bonn
Die Entwicklung einer Synchrozyklotron-Ionenquelle
in Vorbereitung

HEFT 433
Dr.-Ing. G. Satlow, Aachen
Über einige physikalische und chemische Eigenschaften der Wolle von der gewaschenen Wolle bis zum Kammzug
1957, 72 Seiten, 15 Abb., 19 Tab., DM 15,25

HEFT 434
Dipl.-Ing. W. Rohs und Dr. J. Geurten, Bielefeld
Schlichten fur Baumwollgarne
in Vorbereitung

HEFT 435
Dipl.-Ing. W. Rohs und Dipl.-Ing. L. Steinmetz, Bielefeld
Die Masseungleichmäßigkeit von Flachstreckenbändern in Abhängigkeit von Verzug und Dopplung
in Vorbereitung

HEFT 436
Priv.-Doz. Dr. habil. J. Juilfs, Krefeld
Zur Bestimmung der Reißlast (Zugfestigkeit) von Fasern, Fäden und Garnen
in Vorbereitung

HEFT 437
Prof. Dr. G. Schmölders und Dr. I. Meyer, Köln
Geldwertbewußtsein und Münzpolitik. — Das sogenannte Gresham'sche Gesetz im Lichte der ökonomischen Verhaltensforschung
in Vorbereitung

HEFT 438
Prof. Dr.-Ing. H. Winterhager und Dr.-Ing. L. Werner, Aachen
Bestimmung des elektrischen Leitvermögens geschmolzener Fluoride
in Vorbereitung

HEFT 439
Prof. Dr. phil. H. Lange, Köln und Dr. rer. nat. R. Kohlhaas, Neuß/Rh.
Anwendung der thermomagnetischen Analyse zum Studium des Umwandlungsverhaltens von Eisenwerkstoffen im Temperaturbereich von —150° C bis +150°C
in Vorbereitung

HEFT 440
Dr.-Ing. H. Wolf, Aachen
Gekoppelte Hochfrequenzleitungen als Richtkoppler
in Vorbereitung

HEFT 441
Dr. phil. habil. P. Hölemann und Ing. R. Hasselmann, Dusseldorf
Messung des Temperatur- und Druckverlaufes beim Fullen und Entspannen von Dissousgas
1957, 52 Seiten, 6 Abb., 7 Tab., DM 11,25

HEFT 442
Dipl.-Ing. W. Rohs, Text.-Ing. Griese und Text.-Ing. W. Lauer, Bielefeld
Die Auswirkungen der Trocknungsart naßgesponnener Leinengarne auf deren Verarbeitungswirkungsgrad sowie auf die Festigkeits- und Dehnungseigenschaften der Garne und Gewebe
1957, 28 Seiten, 2 Abb., 3 Tab., DM 6,50

HEFT 443
Prof. Dr. phil. W. Wetzel und K. Kluth, Bonn
Über die Struktur der positiven Gleitentladungen
in Vorbereitung

HEFT 444
Dr.-Ing. W. Wilhelm, Aachen
Einfluß der Saugrohrabmessung, der Einlaßsteuerlage und der Größe des Kurbelkastenvolumens auf den Ladungswechsel eines Einzylinder-Zweitakt-Dieselmotors
in Vorbereitung

HEFT 445
Dr.-Ing. E. Barz, Remscheid
Fertigungs- und Prüfverfahren fur Feilen
vergriffen

HEFT 446
Dr. med. G. Schäfer
Glutationsstoffwechsel und Sauerstoffmangel
in Vorbereitung

HEFT 447
Prof. Dr.-Ing. F. Bollenrath, Aachen, Dr.-Ing. H. Fullenbach, Seesen/Harz und Dipl.-Ing. J. Schumacher, Neubeckum/Westf.
Entwicklung rationell arbeitender Spritzkabinen
in Vorbereitung

HEFT 448
Dr. med. C. Winkler, Bonn
Ein Koinzidenz-Szintillometer zum Zwecke der Schilddrusenfunktionsdiagnostik und der Tumordiagnostik
in Vorbereitung

HEFT 449
Priv.-Doz. Oberbaurat Dr.-Ing. W. Meyer zur Capellen und Mitarbeiter, Aachen
Bewegungsverhältnisse an der geschränkten Schubkurbel
in Vorbereitung

HEFT 450
Prof. Dr.-Ing. W. Paul, Bonn und Dipl.-Phys. H. P. Reinhard, M.-Gladbach
Das elektrische Massenfilter als Isotopentrenner
in Vorbereitung

HEFT 451
Prof. Dr. G. Schmolders, Köln
Rationalisierung und Steuersystem
in Vorbereitung

HEFT 452
Prof. Dr. rer. nat. W. Weltzien und Dr. phil. K. Windeck, Krefeld
Veränderungen an Fasern bei der Bleiche mit Natriumchlorid und über einige Vergilbungserscheinungen
in Vorbereitung

HEFT 453
Forschungsinstitut der Feuerfest-Industrie, Bonn
Die Arbeiten der technisch-wissenschaftlichen Kommission der PRE (Vereinigung der europäischen Feuerfest-Industrie)
in Vorbereitung

HEFT 454
Dr.-Ing. W. Piepenburg, Dipl.-Ing. B. Bühling und Bauing. J. Behnke, Köln
Haftfestigkeit der Putzmörtel
in Vorbereitung

WESTDEUTSCHER VERLAG · KÖLN UND OPLADEN

HEFT 455
Dr.-Ing. W. A. Fischer, Dr.-Ing. H. Treppschuh und Dipl.-Phys. K. H. Köthemann, Düsseldorf
Erschmelzung von Reinsteisen nach dem Kohlenstoffproduktionsverfahren und Kerbschlagzähigkeit-Temperatur-Kurven dieses Eisens
in Vorbereitung

HEFT 456
Priv.-Doz. Dir. Dr.-Ing. K. Bungardt, Essen
Zeitstandversuche an austenitischen Stählen und Legierungen
in Vorbereitung

HEFT 457
Prof. Dr. phil. F. Wever, Düsseldorf und Dr. phil. W. Wepner, Köln
Dampfungsmessungen an schwach gereckten Eisen-Kohlenstoff-Legierungen
in Vorbereitung

HEFT 458
Prof. Dr.-Ing. H. Schenck und Dr.-Ing. E. Schmidtmann, Aachen
Das Frischen von Thomas-Roheisen mit Sauerstoff-Wasserdampf-Gemischen und die Eigenschaften der damit erblasenen Stähle
in Vorbereitung

HEFT 459
Prof. Dr. phil. F. Wever, Dr. phil. O. Krisement und Hanna Schadler, Düsseldorf
Ein isothermes Mikrokalorimeter zur kinetischen Messung von Umwandlungs- und Ausscheidungsvorgangen in Legierungen
in Vorbereitung

HEFT 460
Prof. Dr. phil. F. Wever und Dr. rer. nat. B. Ilschner, Düsseldorf
Ein isothermes Losungskalorimeter zur Bestimmung thermo-dynamischer Zustandsgroßen von Legierungen
in Vorbereitung

HEFT 461
Prof. Dr.-Ing. habil. E. Piwowarski †, Prof. Dr.-Ing. W. Patterson und Dipl.-Ing. F. W. Iske, Aachen
Verbesserung der Zähigkeitseigenschaften von Bessemer-Stahlguß
in Vorbereitung

HEFT 462
Prof. Dr. rer. nat. J. Weissinger
Zur Aerodynamik des Ringflugels — II. Die Ruderwirkung
Zur Aerodynamik des Ringflügels — III. Der Einfluß der Profildicken
in Vorbereitung

HEFT 463
Dipl.-Ing. G. Plüss, Essen-Steele
Die Aufteilung der verbrennlichen Bestandteile in Verbrennungsgasen auf CO und H_2 bei Verbrennung mit Luftunterschuß und bei Luftüberschuß und künstlicher Flammenkühlung
in Vorbereitung

HEFT 464
Dr. phil. habil. P. Hölemann und Ing. R. Hasselmann, Dortmund
Die Möglichkeit der Zündung von Acetylen in Rohrleitungen beim Ausbleiben mit Stickstoff
in Vorbereitung

HEFT 465
Dr.-Ing. R. Koch, Köln
Amerikanische Fertigungsunterlagen und ihre Werkstattreifmachung für deutsche Betriebe
in Vorbereitung

HEFT 466
Prof. Dr.-Ing. J. Mathieu, Aachen
Überbetrieblicher Verfahrensvergleich
in Vorbereitung

HEFT 467
Prof. Dr. Dr. h. c. E. Klenk und Dr. phil. H. Faillard, Köln
Neue Erkenntnisse über den Mechanismus der Zellinfektion durch Influenzavirus
Die Bedeutung der Neuraminsaure als Zellreceptor für das Influenzavirus
in Vorbereitung

HEFT 468
Prof. Dr. med. Dr. med. dent. G. Korkhaus und Dr. med. R. Alfter, Bonn
Die Vakuumwurzelbehandlung
in Vorbereitung

HEFT 469
Dr. sc. agr. F. Riemann und Dipl.-Volksw. R. Hengstenberg, Göttingen
Zur Industrialisierung kleinbäuerlicher Raume
1957, 130 Seiten, 5 Karten, 23 Tab., DM 27,—

HEFT 470
O. Wehrmann
Hitzdrahtmessungen in einer aufgespaltenen Kármánschen Wirbelstraße
in Vorbereitung

HEFT 471
Prof. Dr. phil. habil. A. Naumann, Dr.-Ing. A. Heyser und Dr. phil. Dipl.-Ing. W. Trommsdorf, Aachen
Der Überdruck-Windkanal in Aachen
in Vorbereitung

HEFT 472
Dipl.-Ing. A. Freitag, Essen-Steele
Verhalten von Katalytstrahlern bei Betrieb mit Luftvormischung zum Gas und der Verbrennung von Luft gegen eine Gasatmosphäre
in Vorbereitung

HEFT 473
Prof. Dr. phil. F. Wever, Dr.-Ing. W. Lueg und Dipl.-Ing. P. Funke jr. Düsseldorf
Versuche an einer hydraulischen 25 t-Stangenziehbank
in Vorbereitung

HEFT 474
Dr.-Ing. R. Ibing und Dipl.-Ing. G. Meier, Hannover
Eichung und Entwicklung von Staubentnahmesonden
in Vorbereitung

HEFT 475
Prof. Dipl.-Ing. W. Sturtzel, Obering. Helm und Dipl.-Ing. Heuser, Duisburg
Systematische Ruderversuche mit einem Schleppkahn und einem Binnenselbstfahrer vom Typ „Gustav Koenigs“
in Vorbereitung

HEFT 476
Prof. Dipl.-Ing. W. Sturtzel und Dipl.-Ing. Schmidt-Stiebitz, Duisburg
Einfluß der Hinterschiffsform auf das Manövrieren von Schiffen auf flachem Wasser
in Vorbereitung

HEFT 477
Dr. K. Utermann, Dortmund
Freizeitprobleme bei der männlichen Jugend einer Zechengemeinde
in Vorbereitung

HEFT 478
Prof. Dr.-Ing. habil. W. Petersen und Dr.-Ing. S. Wawroschek, Aachen
Brikettierungsversuche zur Erzeugung von Möllerbriketts unter Verwendung von Braunkohle
in Vorbereitung

HEFT 479
Prof. Dr.-Ing. W. Wegener, Aachen und Dipl.-Ing. H. Fourné, Bochum
Ursachen des Überschreitens der Toleranzgrenze nach oben oder unten (Meter pro Gramm) an der Strecke
in Vorbereitung

HEFT 480
Dr. phil. K. Brucker-Steinkuhl, Dusseldorf
Anwendung mathematisch-statistischer Verfahren bei der Fabrikationsuberwachung
in Vorbereitung

HEFT 481
Oberbaurat Dr.-Ing. W. Meyer zur Capellen, Aachen
Funf- und sechspunktige Geradfuhrung in Sonderlagen des ebenen Gelenkvierecks
in Vorbereitung

HEFT 482
Dipl.-Ing. R. Pels-Leusden und Dr. K. Bergmann, Essen
Die Frostbeständigkeit von Ziegeln; Einflüsse der Materialzusammensetzung und des Brandes
in Vorbereitung

HEFT 483
Prof. Dr.-Ing. habil. F. A. F. Schmidt, Aachen
Gemischbildungs-, Selbstzundungs- und Verbrennungsvorgänge als Grundlage für Entwicklungsarbeiten an Gasturbinenbrennkammern
in Vorbereitung

HEFT 484
Prof. Dr. habil H. E. Schwiete und Dr. G. Schwiete, Aachen
Beitrag zur Struktur des Montmorillonit
in Vorbereitung

HEFT 485
Prof. Dr. phil. E. Jenckel, Aachen, Dr. H. Wilsing, Dormagen, Dr. H. Dörffurt, Wesseling/Bez. Köln und Dipl.-Phys. H. Rinkens, Eschweiler
Kristallisation und Hochpolymeren
in Vorbereitung

HEFT 486
Doz. Dr. med. E. Lerche und Dr. med. J. Schulze, Aachen
Hörermüdung und Adaptation im Tierexperiment
in Vorbereitung

HEFT 487
Prof. Dipl.-Ing. W. Blume, Duisburg
Festigkeitseigenschaften kombinierter Leichtbaustoffe im Hinblick auf die Verkehrstechnik, insbesondere des Flugzeugbaus
in Vorbereitung

MIX
Papier aus verantwortungsvollen Quellen
Paper from responsible sources
FSC® C105338

If you have any concerns about our products,
you can contact us on
ProductSafety@springernature.com

In case Publisher is established outside the EU,
the EU authorized representative is:
Springer Nature Customer Service Center GmbH
Europaplatz 3, 69115 Heidelberg, Germany

Printed by Libri Plureos GmbH
in Hamburg, Germany